本书由人文在线出版基金资助出版

■ 郑淑超◎著

风景构成法
在中国的应用初探

吉林出版集团股份有限公司 | 全国百佳图书出版单位

图书在版编目（CIP）数据

风景构成法在中国的应用初探／郑淑超著．—长春：
吉林出版集团股份有限公司，2017.5
ISBN 978－7－5581－2451－8

Ⅰ.①风… Ⅱ.①郑… Ⅲ.①绘画-应用-精神疗法
-研究-中国 Ⅳ.①R749.055

中国版本图书馆 CIP 数据核字（2017）第 109445 号

风景构成法在中国的应用初探
FENGJINGGOUCHENGFA ZAI ZHONGGUO DE YINGYONG CHUTAN

出 版 人	吴文阁	
作　　者	郑淑超	
责任编辑	王　芳	
封面设计	人文在线	
开　　本	710mm×1000mm　1/16	
字　　数	256 千字	
印　　张	14.5	
版　　次	2018 年 1 月第 1 版	
印　　次	2018 年 1 月第 1 次印刷	
出　　版	吉林出版集团股份有限公司（长春市人民大街 4646 号）	
发　　行	吉林音像出版社有限责任公司	
	吉林北方卡通漫画有限责任公司	
地　　址	长春市泰来街 1825 号	邮　编：130062
电　　话	总编办：0431－86012893	发行科：0431－86012770
印　　刷	北京市金星印务有限公司	

ISBN 978－7－5581－2451－8　　　　　定价：49.80 元

郑淑超是我 2010—2013 年咨询与应用心理学方向的研究生。北师大心理系毕业的她在心理学理论知识和心理统计上有扎实的基础，研究生期间主要培养她的实操能力，参与我多个课题与工作坊。

她在学术研究上，严谨、务实；在知识应用上，踏实、肯干；还兼任了汕大心理咨询室咨询师，表现突出。可以说，郑淑超已具备一名心理研究者与心理咨询师的基本素养要求。

得知她的《风景构成法在中国的应用初探》出版的消息，我非常欣慰，这是她辛勤科研的结果，为中国风景构成法的研究描绘下慎重的一笔。愿我亲爱的学生越来越好，愿风景构成法发展得越来越好。

赖小林　教授

汕头大学医学院、高等教育研究所教授

医学人文社会科学研究中心副主任

汕头市社会心理学副会长

研究专长：社会心理学、医学心理学、做中学等

序

对心理咨询师来说，熟练并灵活地运用多种临床心理测试进行诊断和评估是一项十分重要的工作。对于许多不善言谈的来访者而言，表达艺术疗法提供了有效的非语言表达和沟通的机会，而且还可以促进叙述。表达艺术疗法和投射心理测试都是我的专业所擅长，我的专著《罗夏墨迹测验》《树木人格投射测验》《实用罗夏墨迹投射测验》《图片物语——心理分析的世界》，以及译书《风景构成法》都是有关投射心理测试，2017年8月出版的译书《拼贴画心理疗法》则属于表达艺术疗法的范畴。

风景构成法不仅是投射心理测试，同样也可以作为表达艺术疗法来活用。它要求绘画者在有框的A4纸上先后绘画"河、山、田、路、房、树、人、花、动物、岩石及任何想添加的东西"这11个项目，并使之构成一幅风景，最后涂上颜色；咨询师通过来访者的作品，以及和来访者的对话来加深对来访者的理解，建立稳定的信任关系，最终达到评估和咨询的效果。

风景构成法由日本的精神科医生、中井久夫先生于1969年创立以来，经过众多学者和心理临床工作者多年的研究与临床实践的积累，引起了各国学者的关注。尤其是近年来更是得到了极大发展，现在它和罗夏墨迹测验、树木人格测验一样，在日本被广泛应用于心理、教育、灾后援助等各领域的心理咨询中。

风景构成法很快被中国心理学工作者接受。在2008年，皆藤章教授在北京第五届国际心理疗法学术研讨会上亲自主持了风景构成法工作坊。2011年，由本人翻译的《风景构成法——一种独特的绘画心理疗法》由中国轻工业出版社出版。近年，我也多次受邀参加国内表达艺术疗法的学术研讨会和论坛，也讲授过风景构成法。我真诚期待着风景构成法在中国生根发芽、发扬光大。

去年春天的一个下午我接到本书作者的跨洋电话时，我还不认识她。她告诉我她关于"风景构成法"的书要出版了，但书的体例是学习了我翻译的《风景构成法》，希望得到我的许可。事实上，因为分析项目良多，所以风景构成法的研究并非易事，我持怀疑态度。之后，我便收到了本书初稿的电子版，以及作者的简历。仔细翻阅后觉得在北京师范大学的理论学习，汕头大学的实用训练，以及工作中的教学实践让作者有一定的写作基础，即将出版的本书在数据收集与统计也有比较丰富的结论，并对比了中、日两国在部分研究结果上的异同。

几经删改，郑淑超的《风景构成法在中国的应用初探》将于今年在国内出版。为表示祝贺，我欣然答应写序。想起皆藤章先生说："中国自古就是一个非常亲近风景的国家，我深信风景构成法在中国一定能够得到广泛运用和发展"。我真心期待将来风景构成法在中国迎来繁荣。

吉沅洪　博士、博导

日本立命馆大学应用人间科学研究科教授

日本临床心理士

目　录

第一编　理论研究

前　言

问题提出

荣格认为："绘画时，患者会发生退行，他们的思路会跟着潜意识走""从患者自发的绘画作品中，我们可以发现他们的原型"。根据投射理论，"绘画"可以绕过创作者的心理防御机制，使得个体不自觉地将自己的态度、愿望和情绪等投射到作品中，从中可以看出创作者表达在作品中的潜意识（无意识）；从大脑偏侧化理论来看，由于大脑左右半球的优势分工，绘画的形式尤其是在应对以情绪困扰为主要症状的心理问题中，特别有效。

风景构成法（Landscape Montage Technique，LMT）是 1969 年由中井久夫（日本）先生发明，并于 1970 年正式学术公开；它既是一种投射技术，更是一种绘画疗法，它天然是表达自我的工具——用非语言的象征性工具表达自我潜意识的内容，通过创作，绘画者不知不觉地将潜意识内压抑的感情与冲突显示出来，同时在绘画的过程中获得纾解与满足，而咨询师可以通过作品解读绘画者的心灵密码——包括创作者"心理空间"的两个方面内容（"投射空间"和"构成空间"），透析深度困扰绘画者的"症结"，从而达到诊断与治疗的良好效果。

鉴于 LMT 同时兼具"投射性"和"构成性"，它在日本的心理测验与咨询、治疗中应用非常多，尤其是在精神病人的治疗过程中发挥了很大作用，在各个年龄阶段正常人群的应用功效也被逐渐证实；在韩国、美国等地也得到研究者的重视；在中国，LMT 的研究只见于台湾和香港，而在中国大陆地区却没有引起研究者们应有的兴趣，仍处于零研究状态，即使 LMT 也曾以工作坊的形式被介绍到大陆。

在经济飞速发展、人们生活节奏日益加快的中国，个体所承受的压力空前地大，出现心理困扰、心理问题和疾病的概率大大增加，并时有自伤或他伤的事件发生；中国也是一个含蓄的民族；所以，LMT 的引入是必要而值得关注的。

研究意义

本书目的在于首次将风景构成法（Landscape Montage Technique，LMT）

技术引入中国，在理论上丰富、完善国内的心理咨询和治疗理论，并期望能为 LMT 的实践运用提供应用心得。在这个层面上，本书意义重大：

（一）理论意义：

1. 丰富和完善艺术疗法、投射技术，填补国内在 LMT 研究上的空白；

2. 探究风景构成法在中国的适用与本土化。

（二）实践意义：

将风景构成法这一心理治疗技术引入国内，并作为一种可行的心理咨询、治疗技术供各类咨询机构面向各类人群的心理咨询与治疗使用。

借用皆藤章先生的一句话："在日本的心理援助工作中，风景构成法……做出了非常巨大的贡献……随着人们物质生活水平的不断提高，同时也出现了许多心理方面的问题……此时心理疗法受到广泛关注，具有非常深刻的意义……中国自古就是一个非常亲近风景的国家，我深信风景构成法在中国一定能够得到广泛运用和发展"。

研究内容

本书可分为以下两部分：第一部分为理论研究，包括对投射技术、艺术疗法的简介，以及即是投射技术又是艺术疗法的风景构成绘画疗法的概述，并引入对风景构成法的介绍，包括以下几个内容：

①LMT 的历史发展。

②LMT 内涵及其理论基础。

③已有 LMT 研究结果与解释系统的初步尝试性构建。

④尝试用本土化的景观建筑论、山水画技法等解释 LMT。

第二部分为实证研究，将 LMT 应用于实践中，将之与 Y－G 测验相对照寻找可能的解释线索，并将之应用于团体辅导中，也尝试了在个体咨询中的应用。包括以下三个主要方面：

①测验调查：

方法：分别对精神病患者和大学生进行风景构成法测试，同时辅以 Y－G 测验的对照测试。

目的：探究风景构成项目中的精神病性指标，分析风景构成各项目与心理状态的归因关系，发现在中国文化背景下，各风景检测指标的解释线索与意义，并与已有的日本文化背景下的解释线索与意义相比对。

②成长小组：

方法：LMT 成长小组的体验与分享。（之所以叫成长小组，是因为笔者在对风景构成法有解释、辅导能力上的限制，只能停留在体验和分享阶段。）

目的：因为 LMT 尚未形成系统的解释体系，但是已经具有治疗作用，所以，本成长小组的目的在于让某一固定问题群体通过 LMT 绘画而达到自愈或提升的体验；最终目的在为国内团体中运用风景构成提供参考与借鉴。

③个案：

方法：LMT 个案研究。呈现 1—2 个中间辅以风景构成作品解析的笔者的咨询个案。

目的：探究 LMT 在咨询中的运用，并提供借鉴。

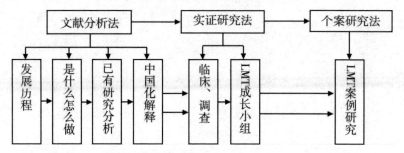

图 1　研究结构图

第一编 理论研究

风景 (landscape)：natural or imaginary scenery，as seen in a broad view. Or a picture representing this，the genre of landscape painting①. 即天然或假想的一个视野内的所有景象，或一幅画②，是一定地域内由山水、花草、树木、建筑物以及某些自然现象（如雨、雪）形成的可供人观赏的景象③。

构成 (montage)：The technique of producing a new composite whole from fragments of pictures，words，music，etc. a composition produced in this way④. 即"蒙太奇"⑤：将许多图片予以重叠、拼凑，以产生一种连续整体的效果。

从这个意义上，风景构成法 (Landscape Montage Technique，LMT) 就可以简单解释为"构成风景画"：在画好边框的画纸上要求绘画者按照顺序绘画"河、山、田、路、房、树、人、花、动物、岩石及任何想添加的东西"这 11 个项目，并使之构成一幅风景，最后涂上颜色完成⑥，有时还要求绘画者看着图画编一个故事⑦或者是给图画起个名字（见图 2）。

在第一编理论研究中，主要分为三章：第一章为风景构成法的发展，内容包括作为投射技术的风景构成法的发展和作为艺术疗法的风景构成法的发展，以及风景构成法产生的背景。其中简要介绍了其余较广泛运用的类似技术，以对比来宏观显示风景构成法的独特性和优势，也能让读者对这一新技术有个全貌理解。

第二章为风景构成法理论基础，内容包括投射技术、大脑偏侧化理论和已有的风景构成法的研究文献综述，并不综述所有的具体内容，国外在这方面研究已

---

① 《牛津简明英语词典》. 北京：外语教学与研究出版社·牛津大学出版社. 2000 年 2 月版. 764.

② 《新时代英英—英汉双解大辞典》. 上海：上海外语教育出版社. 2008 年 1 月版. 847.

③ 《辞海》. 北京：中国书籍出版社. 2008 年 3 月版. 302.

④ 《牛津简明英语词典》. 北京：外语教学与研究出版社·牛津大学出版社. 2000 年 2 月版. 881.

⑤ 《新时代英英—英汉双解大辞典》. 上海：上海外语教育出版社. 2008 年 1 月版. 978.

⑥ 山中康裕，饭森真喜雄，德田良仁等. 《艺术疗法》[M]. 南京：江苏教育出版社. 2010 年 3 月版. 102.

⑦ 同上. 50.

经四十多年，内容繁杂，故本书的综述并不赘述只给出研究的方向和概况。

第三章为风景构成法的解释系统，包括 11 个项目的投射性解读和构成空间解读。

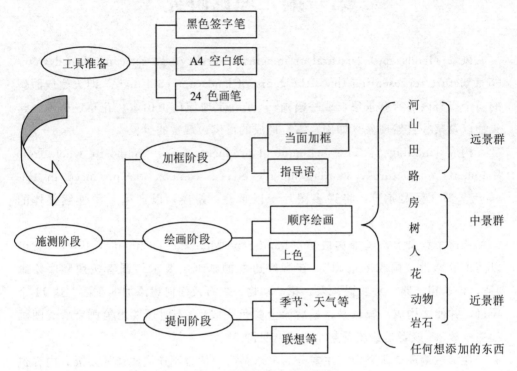

图 2　风景构成法的实施

第一章　风景构成法的发展

日本学者一般这么描述风景构成法（Landscape Montage Technique，LMT）的发明："因为咨询师中井久夫先生的灵光一闪，风景构成法诞生了"。[①]

事实上，风景构成法是作为沙盘疗法的一种预备测试而被发明的[②]：中井久夫一直致力于研究精神分裂症患者，他使用最多的就是绘画疗法，尤其是涂鸦

[①] 皆藤章著，吉沅洪，陶新华，张磊，黄正国，郝玲燕，金开宇译.《风景构成法——一种独具特色的绘画心理疗法》[M]. 北京：中国轻工业出版社. 2011 年 5 月版. 前言.

[②] 同上. 3～7.

法。1965 年河合隼雄将"沙盘疗法"引进日本，并于 1969 年第一届日本艺术疗法研究学会上，做了关于沙盘疗法的演讲，中井先生关于"精神分裂症患者绘画时有个特点，那就是依赖环境，某些特定治疗场景下，他们会画出整合度较高的作品"的论断有了出口，在有围栏的沙盘的启发下，中井先生想到了"加框法"，风景构成法就这样在"沙盘疗法"的启发下诞生了。

开始，风景构成法还只是作为沙盘疗法预备测试的一种绘画技术，是在正式进行沙盘疗法之前，让来访者在画纸上做的"沙盘疗法"，以用来判断来访者是否适合进行"沙盘疗法"。甚至风景构成法一开始的对象是精神分裂症患者①，目的在更好地治疗精神分裂症患者，而不是正常人。直到此后的研究发现它不仅有特色，更有效果，才成为一种独立的疗法。

如今，风景构成法已经成为在日本、美国、韩国、中国的台湾和香港广泛使用于心理援助、心理咨询与心理治疗中的一种以投射技术为依托的绘画艺术疗法，并在尤其是各类心理援助中做出了非常巨大的贡献。

事实上，要追溯风景构成法的发展历史，最早甚至可以到远古时期的壁画、弗洛伊德的投射、荣格的原型、卡尔夫的沙盘、贝克的房树人等等，风景构成法看似与这些无关，实则同脉同源，更是直接源于沙盘。

本章，我们将依次简要介绍风景构成法赖以产生与萌芽的投射技术、绘画艺术疗法的发展，以及风景构成法的创造背景。

第一节　风景构成法作为投射技术的发展

投射（projective）：mentally projecting or projected（a projective imagination）. attribute（an emotion etc.）to an external object or person，esp. unconsciously. Project（oneself）into another's feelings，the future，etc.② 即无意识地将自己的感情转给外部的物体或人。而投射作为动词的这一意思在《辞海》以及《新华大字典》中都找不到，可见作为这个意思的"投射"是外来词。但并不表示中国没有"投射"，"感时花溅泪，恨别鸟惊心"就是最典型、最为我们熟识的"投射"之一。

① 皆藤章著，吉沅洪等译.《风景构成法——一种独具特色的绘画心理疗法》[M]. 北京：中国轻工业出版社. 2011 年 5 月版. 14～18.

② 《牛津简明英语词典》[Z]. 北京：外语教学与研究出版社，牛津大学出版社. 2000 年 2 月版. 1094.

一、投射技术概述

在心理学中，投射（projection）这一概念最早由弗洛伊德（S. Freud）提出，是一种心理防御机制，指否认自己有不可接受的愿望，反而责怪他人有此类动机或把自己不能接受的冲动、欲望或思想转移到他人身上，以此来减少自己的焦虑；像那些不能宽恕自己内心敌意的神经症和精神分裂症病人，就常常以迫害妄想的方式将自己的敌意转嫁给别人。

而最早提出"投射方法"的人是弗兰克（L. K. Frank），他认为投射可用以研究人格，即使用一些刺激情境，使被试做出反应，从中获得被试本身独特的人格组织投射在刺激情境的信息（L. K. Frank，1938）。

作为测量术语的"投射技术/投射测验"则是主题统觉测验编制者默里（Murray，1938）在他的《人格探索》一书提出的。1939 年，弗兰克也在他的论文《人格研究的投射技术》中明确阐述了投射技术的内涵、重要性。

但真正意义上的投射技术是从罗夏（H. Rorschach，1911）的墨迹测验开始的[1]。爱克斯纳的综合系统的发展更使得罗夏墨迹测验成为一种无异于客观测验的投射技术[2]。之后，默里（Murray，1938）发展了主题统觉测验（Thematic Apperception Test，TAT）。

以罗夏墨迹测验为代表的投射技术在 20 世纪四十到六十年代盛极一时。几乎成了当时临床心理学的同义语，直到 1970 年以前，罗夏墨迹测验为代表的投射技术在西方应用都非常广泛，尤其是罗夏墨迹测验使用频率达到 93%[3]。

20 世纪 70 年代开始，由于行为主义的兴起，以及临床心理学转向重视治疗的模式，投射技术风势大减，应用渐少。

二、投射技术特点

投射技术（Projective Technique）是与问卷技术、情境测验技术齐名的三大

---

[1] 童辉杰.《投射技术——对适合中国人文化的心理测评技术的探索》[M]. 哈尔滨：黑龙江人民出版社. 2004 年 1 月版. 24.

[2] 郭庆科，孟庆茂.《罗夏墨迹测验在西方的发展历史与研究现状》[J]. 心理科学进展. 2003.（3）.

[3] Weiner. I. B. The future of psycholodiagonosis revisited [J]. Journal of Personality Assessment. 47. 451～459.

心理测试技术①，是"一种无结构的作业"②，非结构化的间接的询问测验方式：让受访者面对模糊的、模棱两可的刺激做出反应，主试者根据受访者的这些反应和过程，推论受访者的心理状态，如罗夏墨迹测验等。

投射技术的基本假设是"投射效应"，即"受试者会将自己的心理结构投射到无结构的刺激材料中""使其无意中在言语或作品中反映出潜藏的动机、信仰、态度或情感"。

投射技术区别于其他几种评估技术的主要特征有2点③：1. 间接性；2. 推论性。

（一）间接性

问卷技术，是用一系列问题直接询问来访者，让来访者回答。而情境测验技术是评价中心技术（Assessment Center）的核心，模拟情景看来访者的表现。而投射测验技术并不直接询问被访者，而是让来访者面对模棱两可的图片或者让来访者制作产品，如绘画等。

评估技术的直接性常被批评④，如"系统歪曲假设"（Shweder & D'Andrade）和"好恶度倾向理论"（Lamiell），尤其不适合"面子"观浓重的中国文化：中国人在做心理测验时，即使问卷中指导语和主试者都反复强调保密性、无对错性，但他们在做问卷时大多会有"面子整饰""社会赞许心向""中庸心向"⑤；同样，在情境测验中，被评价者也能因此整饰自己，所以，直接询问的测试往往结果都无法真实。而投射技术的优势在于⑥：并不完全依赖被试是否真实回答。

（二）推论性

投射技术是主试者通过被试者的心理活动产品（如绘画、故事等），根据临床经验、实证资料进行推论，以此来评估其中表现、反映、投射出来的被试者的知觉、情绪、个性等，更可洞察被试者的潜意识，了解其并非主动有意表达的内

---

① 童辉杰.《投射技术——对适合中国人文化的心理测评技术的探索》[M]. 哈尔滨：黑龙江人民出版社. 2004 年 1 月版. 24.

② 郭瑛.《三种人格评估方法述评》[J]. 心理学报. 2003. (9).

③ 童辉杰.《投射技术——对适合中国人文化的心理测评技术的探索》[M]. 哈尔滨：黑龙江人民出版社. 2004 年 1 月版. 24.

④ 童辉杰.《审视与瞻望：心理学的三大测验技术》[J]. 心理学报. 2002. (5).

⑤ 童辉杰.《投射技术——对适合中国人文化的心理测评技术的探索》[M]. 哈尔滨：黑龙江人民出版社. 2004 年 1 月版. 6.

⑥ 同上. 25.

心及状态。

以主题统觉测验为例，研究人员提供一些含糊的、模棱两可的、暧昧不明的情节图片，让被试者分析或给出图片故事，而根据这些反应，研究者能从中分析出被访者的情感、需求和动机等内心状态，完全吻合中国人根深蒂固的"全息、整体、神机妙算的观念"[①]，类似中医的"望、闻、问、切"；适合中国人，更易被其接受；尤其是能掌握投射技术的心理咨询师，会被广泛崇拜[②]。

投射测验的经济性介于问卷技术和情境测验技术之间[③]，但投射技术不是直接去盘问，而是从侧面去分析推论，也更为复杂，对主试者的要求也明显更高。

三、投射技术分类

投射技术的种类繁多：罗夏墨迹测验、主题统觉测验、语句完成测验、绘人测验、房树人测验、家庭图测验、图画词汇测验、画树测验、照片偏好测验、杂志图片拼贴技术、画桥测验、说故事测验、梦的解析、短文测验、精神病人笑话等。但大致可分为以下几类：

（一）联想法

联想技术起源于著名心理学家精神分析师荣格（C. G. Jung）提出的语词联想技术，主要为被试者呈现一些刺激如单词，要求被试者说出这种刺激引起的联想，一般指首先引起的联想。荣格的文字联想测验和罗夏墨迹测验属于此类测验。

（二）构造法

构造技术要求被试者根据一个或一组图形或文字材料讲述一个完整的故事，从结果来分析被试者的深层心理；比较著名的有默里的主题统觉测验和儿童统觉测验，麦克莱兰的成就测验、语句完成测验也属于此类。

（三）绘画法

绘画技术要求受测者根据一定任务进行绘画，评定者根据其作品的内容特征或形式特征进行评定，如房树人测验。评定者根据受测者的绘画作品分析，以此推测受测者心理特点或者对心理障碍做出诊断。

（四）意象对话技术

主要通过让来访者在放松的情况下描述其头脑中自动出现的意象，咨询师通

---

① 童辉杰．《投射技术——对适合中国人文化的心理测评技术的探索》［M］．哈尔滨：黑龙江人民出版社．2004年1月版．9.

② 同上．13.

③ 同上．26.

过与来访者在该情境下的对话发现和了解来访者的心理问题情况并且对其内心深处的矛盾进行处理，从而达到消除外部不良行为及其内部心理根源的作用。

四、作为投射技术的风景构成法

投射技术已发展得很成熟，尤其是罗夏墨迹（Rorschach Inkblot Technique，RIT）、主题统觉（Thematic Appreception Test，TAT），为什么还需要风景构成法？

这当然一定要求风景构成法有自己独特的特点。风景构成法（LMT）的施测更简单省时，且 LMT 作为一种投射技术，不仅具有投射技术的所有特点（无结构性、间接性和推论性），更有自己的独特性（兼有联想性和构造性）：

（1）施测简单

罗夏墨迹测验的施测①分为两个阶段。第一个阶段为自由联想阶段：测验时将 10 张图片按顺序一张一张地交到被试者手中，要他说出从图中看到了什么，主试者记录作为被试者反应的图片方位，记录被试者所说出的内容。第二阶段为询问阶段，主试者回过头来将每　张图再交给被试者，对被试者做进一步的询问：看到的是图片的整体还是某一部分；为什么这些部位像他所说的内容；并将所指部位和回答的原因均记录下来。

主题统觉测验的施测②同样分为两个阶段，第一个阶段为反应阶段：将图片展示给被试者，要他根据每一张图画的内容讲一个故事，包括图片说明了什么样的情况、此时发生了什么事、图画的主人公内心有何感触、结局如何，这个过程中每幅图进行两次施测；第二阶段为询问阶段：在讲完故事后立即进行，需要询问的情况分以下几种：故事中概念不明确、用语意义不明确、故事意义不清楚。

而风景构成法的施测比较简单，可分为三个步骤，1. 加框和指导语；2. 绘画与上色；3. 提问。即主试者只需要当着被试者的面在画纸上加框，并说出指导语，然后被试者开始按顺序绘画并上色，最后，主试者对于不清楚的进行提问，包括绘画的季节、天气等，有时候需要讲一个故事。

因为程序简单，相应地也节省时间。可以集体施测。罗夏墨迹测验与主题统觉测验完成全部的施测过程需要 60～100 分钟，而风景构成法的施测时间为被试者的绘画时间，大约 15～35 分钟。

---

① S. J. Beck. Rorschach's Test ［M］. 1. New York：Grune and Stratton. 1950：2.

② 亨利·默里等著，陈明杰等译.《主题统觉测验操作手册》［E］. 内部资料.

（2）LMT 的投射特性

①无结构性

风景构成法没有结构化的问题与答案，被试者的反应也是自由的，解读也是主观的、变化的，是一种自由度高、客观性低的投射技术。施测时只需要被试者在画纸上按顺序绘画 11 个项目，而对于如何画、画哪里、画多大、画多少、画什么颜色、怎么安排空间等，并没有规定，被试者对于这些都可自由发挥，而且应该自由发挥。

自由度高：风景构成法作为投射技术的自由度，甚至比 RIT、TAT 更高①。TAT 的图片有主题，被试者的反应一定程度上局限于这个主题；RIT 需要你反应的是被指定的墨迹图，虽然没有主题，但是形状固定；而 LMT 则是完全没有主题、没有固定形状，被试者的自由度更高，测试的无结构性更强。而且不同于 RIT 和 TAT 施测工具固定，LMT 的施测工具与材料是可以变化和自由发挥的，比如：画纸可以不是 A4 的，而换成 A3 或者 A5 的；你可以选择对非临床被试者"不加框"而对临床被试者"加框"或者是全部"加框"；画笔不一定是黑色签字笔，除了铅笔，你可以换成任何其他笔；颜料不一定是蜡笔，也不一定是 24 色，可以是水彩画笔或者是油画颜料等，可以是 12 色，也可以是 64 色等。

客观性低：LMT 的解释并不像问卷一样可客观计量，而是主试者根据被试者的绘画，进行主观的分析，更多的不是依靠解释系统，而是靠主试者的感悟、经验以及对主试者的了解。RIT 与 TAT 经过多年探索，已分别形成与客观评分系统无异的解释系统，每一个反应都有自己的编码和计算公式，信度效度都较高②，甚至有自己的评分五点量表③。而 LMT 目前仍在解释系统的探索中④，其解释的客观性更低。比如"河流往往象征无意识""山道往往表明攻击、冲动性""左上右下的河流与抑郁有关"等，这些都无法肯定其普适性，因为每一个意象对绘画者来说意义都不同，比如：对某些绘画者，狗是可爱、忠诚的动物，而对另一些绘画者，狗是让人害怕的攻击动物；但这样可以更准确地推论绘画者的内心。

②间接性、推论性

所有投射技术并不直接询问被试者的心理状态，而是用间接的方式让被试者

---

① 皆藤章著，吉沅洪等译.《风景构成法——一种独具特色的绘画心理疗法》［M］. 北京：中国轻工业出版社. 2011 年 5 月版. 8.

② 童辉杰.《投射技术——对适合中国人文化的心理测评技术的探索》［M］. 哈尔滨：黑龙江人民出版社. 2004 年 1 月版. 28～39.

③ 同上. 40～47.

④ 皆藤章著，吉沅洪等译.《风景构成法——一种独具特色的绘画心理疗法》［M］. 北京：中国轻工业出版社. 2011 年 5 月版. 8.

反应，如 RIT 使用墨迹图，而 TAT 是有主题的情境图。爱克斯纳认为 RIT 是用墨迹使得被试者"某一个心理活动的情节被刺激了""测验的数据提供了一个人如何适应世界的一瞥""是个人习惯的处理刺激的方式"[①]。而默里认为被试者在组织、建构所给的 TAT 刺激时，其方式、特点、风格将投射出他的动机、需要、人格[②]。也就是说假设在主人公身上投射了被试者的人格倾向，环境压力也投射出被试者所受到的环境的影响[③]，以此来推论被试者的内心状态。

同样，LMT 是通过他们所绘画的风景画，从其绘画形象即绘画过程中推论出绘画者的需要、动机、情绪等潜在的内心状态。

因为其间接推论性而不是直接询问性，绘画者对 LMT 没有高防卫意识，能绕过绘画者的意识监测而直接与其内心潜在的潜意识沟通，使绘画者无意、不主动、不想表达的内心投射在绘画者的风景画中，无论是其构成、大小、空间、虚实、轻重、颜色等都投射出绘画者的内心，而有经验、有训练、有感悟的主试者就能从中分析推论出这些潜在的内心状态。

③联想性、构造性

投射技术有很多种，但有几种分类，如 RIT 属于联想法，TAT 属于构造法，而 LMT 则是兼而有之。

联想法：在主试者说出了指导语之后，被试者就开始了联想："山"是什么，要怎么画，画哪里，画多大，画多少等。首先联想出一个"山"的意象，然后才有绘画这个行为。这类似于 RIT 看着墨迹图让被试者想象他看到了什么。

构造性：不同于普通绘画，LMT 不只是简单地在不同画纸或同一张画纸上罗列绘画 11 个项目，而是需要构建成一幅风景画，比如你安排"山"画在哪里、和其他项目如何联系等，尤其是 11 个项目中"河"这个项目的构造对之后的整个画的布局有很大影响。这类似于 TAT 中你在看到图片后，要如何构造一个故事。即 LMT 不只是单纯的联想，更重要的是"构造"。

（3）LMT 投射解释系统

LMT 是一种投射技术，有投射技术的所有特点，其解释系统完全可以借鉴已有 RIT 与 TAT 的解释系统中的联想性和构造性：

① Exner，J. E. But it's only an inkblot ［J］. Journal of Personality Assessment. 1980. 44. 563～576.

② 童辉杰.《投射技术——对适合中国人文化的心理测评技术的探索》［M］. 哈尔滨：黑龙江人民出版社. 2004 年 1 月版. 41.

③ 同上. 45.

①联想性解释系统

类似于 RIT 综合系统（Comprehensive System）① 中的描述性联想评分，对被试者的每一个联想内容加以记录，如"A"表示动物整体联想，"Ad"表示对动物一部分的联想等；RIT 拥有复杂而全面的编码系统，用以记录被试者联想到的事物、情境、情绪的种类、形式。

而 TAT 的联想性评分体系有非常系统的、客观的评分量表，目的在记录联想到某事物、情境、情绪的次数、程度，以内容分析为例②，主要围绕两条主线：1. 主人公与需要；2. 环境与压力。均有特定的需要动机表和压力表，都为 5 点计分。由第一张图片故事开始记录评分，最后所有图片评分累加。

不同于 RIT 与 TAT，LMT 还远没有建立完整的编码和量化系统，LMT 目前只有可能的分类检核列表③，这些检核表均具有记录联想事物的种类、形式和次数、程度的作用。如下表：

表 1-1　LMT 中的联想性检核指标

编号	项目	分类					
		1	2	3	4	5	6
16	山的数量	1 座	2 座	3 座	4 座	5 座	6 座以上
17	山的陵线	平缓	险峻	混在			
18	山的形态	连山	翠屏	一峰	混在	无法判定	
38	人数	1 人	2 人	3 人	4 人	5 人	6 人以上
39	性别	同性	异性	两性	不明		

注：以上各项均为分类指标。

②构造性解释系统

"构造/构成"是 LMT 的重要和核心部分，也是 LMT 发挥治疗作用的部分④。构造性的解释系统是 LMT 的重要评分部分，可追溯于 RIT 与 TAT 解释

① Exner，J. E. But it's only an inkblot［J］. Journal of Personality Assessment. 1980. 44. 563～576.

② 亨利·默里等著，陈明杰等译.《主题统觉测验操作手册》［E］. 内部资料.

③ 皆藤章著，吉沅洪等译.《风景构成法——一种独具特色的绘画心理疗法》［M］. 北京：中国轻工业出版社. 2011 年 5 月版. 223～240.

④ 山中康裕，饭森真喜雄，德田良仁等.《艺术疗法》［M］. 南京：江苏教育出版社. 2010 年 3 月版. 50.

系统：

RIT 中的一个编码为"部位"，即其反应与联想所依据的"部位"，比如"整体反应"记录为"R"，"常见部分反应"记录为"P"等[①]，并被证明信效度较高[②]，与客观测验相差无几[③]。而 TAT 中的构造评分如"主人公走向成功的道路是否曲折？面对逆境是振作奋斗还是气馁颓废？[④]"等同样被证明信、效度较高[⑤]。

而 LMT 在投射的"构造性"上，是其他"投射技术"很难做到的，他考察他们之间整体的关系，重视其"整体形象"，考察各个项目之间的关系，以及整体构成特点。也就是说，LMT 不仅有各个项目的单独解释和分析，更关注整体以及项目间联系的指标检核，如绘画的整体构成、空间布局，以及项目间关系甚至是具体的间隔距离[⑥]，如下图[⑦]，其信、效度也被证明[⑧]。

表 1-2　LMT 中的构造性检核评分

项目	分类					
	1	2	3	4	5	6
空间阶段河流和道路的关系	二维多空间河流和道路的交叉	二维空间的完成描线共有（直接平行）	三维空间的萌芽和多空间有缓冲带（间接平行）	一部分三维空间的完成无关系	风景空间的萌芽混在	风景空间的部分完成

注：以上各项为分类指标，其中"构成阶段"和"空间阶段"可为数量化指标。

---

① 童辉杰.《投射技术——对适合中国人文化的心理测评技术的探索》[M]. 哈尔滨：黑龙江人民出版社. 2004 年 1 月版. 28～39.

② Exner, J. E. But it's only an inkblot [J]. Journal of Personality Assessment, 1980. 44. 563～576.

③ 童辉杰.《投射技术——对适合中国人文化的心理测评技术的探索》[M]. 哈尔滨：黑龙江人民出版社. 2004 年 1 月版. 19.

④ 童辉杰.《投射技术——对适合中国人文化的心理测评技术的探索》[M]. 哈尔滨：黑龙江人民出版社. 2004 年 1 月版. 40～47.

⑤ Wang May Jane. Report on the revision of the Thematic Apperception Test. [J] Acta Psychological Taiwanica. 1969. 11：24～41.

⑥ 童辉杰.《投射技术——对适合中国人文化的心理测评技术的探索》[M]. 哈尔滨：黑龙江人民出版社. 2004 年 1 月版. 222.

⑦ 皆藤章著，吉沅洪等译.《风景构成法——一种独具特色的绘画心理疗法》[M]. 北京：中国轻工业出版社. 2011 年 5 月版. 223～268.

⑧ 同上. 219～244.

第二节　风景构成法作为绘画艺术疗法的发展

不同于一般心理治疗以语言为主要治疗媒介，艺术疗法（Art therapy）是利用艺术素材、活动经验等作为治疗的方式，比如绘画、雕塑、摄影、音乐舞蹈、戏剧和诗歌等，辅助治疗心理障碍的一类方法。

美国艺术治疗协会（AATA）在 20 世纪 80 年代对艺术治疗所下的定义为"艺术治疗提供非语言的表达与沟通机会""是在专业关系中，面对疾病、创伤和生活挑战而寻求自我成长的人对艺术所进行的治疗性运用。通过对艺术品的创造及对艺术品和整个创作过程的反思，人们可以提高对自我的觉察力和对别人的觉察力，克服症状、压力与创伤体验；提高认知能力；享受制造艺术品对生活带来的快乐体验"。

而日本京都大学名誉教授山中康裕先生认为艺术疗法之实质是"表达性艺术治疗"，并首次将艺术疗法称为"表现性疗法"（Expressive Art Therapy）。"表达性心理治疗"便被定义为：一种新奇的心理治疗方法，它通过游戏、活动、绘画、音乐、舞蹈、戏剧等艺术媒介，以一种非纯口语的沟通技巧来介入，释放被言语所压抑的情感经验，处理当事人情绪上的困扰，帮助当事人对自己有更深刻的对不同刺激的正确反应，重新接纳和整合外界刺激，达到心理治疗的目的。本书中，采用艺术疗法这一更常用的说法，但不可否认的是，其实质是"表达性"的："使主体在创作时把自己遇到的难题表现出来"①。

绘画疗法（Drawing Therapy）是艺术疗法的一种，其所使用的艺术媒介为绘画，即由来访者自主绘画或拼贴画等方式，来达到心理辅导和治疗的目的。

美国艺术治疗协会（AATA，2007）对绘画艺术疗法的定义："绘画艺术治疗是一门已经确立的心理健康专业，它运用艺术创造性过程改变和提高各个年龄阶段个体的生理、心理和情感健康。它建立在一个信念之上，就是艺术表达的创造性过程可以帮助人们解决冲突问题，发展人际技能、管理行为，减少压力，提高自尊和自我意识，并达到洞察的目的。"

一般研究认为，科学的绘画艺术疗法主要来源于弗洛伊德的精神分析和荣格的分析心理学，更多的来自于荣格，荣格在心理治疗中经常采用绘画疗法，绘画疗法和荣格的心理治疗存在密切的关系（Ellengerger，1970）："从患者自发的绘

---

① 山中康裕，饭森真喜雄，德田良仁等.《艺术疗法》[M]. 南京：江苏教育出版社. 2010 年 3 月版. 30.

画作品中，我们可以发现他们的原型""绘画时，患者会发生退行，他们的思路会跟着潜意识走""绘画疗法不仅可以让我们触碰到患者的潜意识，并且还能起到控制潜意识的作用。当患者拘泥于某种想法时，荣格通过让患者绘画，引导他们将那种想法表达出来，慢慢地这种想法出现时患者也不会觉得那么不安了，最后他们甚至可以完全驾驭这种想法"[①]。

一、绘画艺术疗法概述

绘画的历史可以追溯到远古时期的壁画、岩画，而关于艺术疗法的历史则很短。最早将艺术与心理学联系起来的是俄国艺术家康斯坦丁·斯坦尼斯拉夫斯基和尼可拉斯·艾芙来诺夫[②]，但最终明确艺术与心理治疗间关系的是奥地利精神病学家默里诺（Moreno）的"间接生活关联艺术"[③]，即艺术不仅与人们的生活经历相联系，更重要的是与人们的心理体验息息相关。

荣格被认为是绘画艺术疗法的先驱[④]，他和弗洛伊德决裂以后内心的彷徨，就是通过他自发地沙雕制作、石头雕刻和绘画痊愈的。

真正科学的绘画艺术疗法的发展，是从对精神病人自发画出的绘画的研究开始的（1922 年普林茨霍恩的研究可能是表现病理学的开端）。

同时期，也有研究者将绘画艺术疗法应用于儿童，古德伊纳芙发现儿童的图画与年龄、学业有关，可作为一种智能测验，并提出了详细的标准化评分标准（F. Goodenough，1926）；S. 弗洛伊德在 1928 年发现幼儿作画有良好的治疗效果。

K. E. 艾普 1931 年认为绘画有助于了解儿童的人格，对违法青少年有教育意义。

南伯格（Margaret Naumbur）不仅最早提出"艺术疗法"一词（1914），其沃尔登学校也成为绘画艺术疗法诞生的沃土；她重点研究了"涂鸦法"（Scribble Technique），先让患者自由作画，然后对作品进行自由联想式的解析。

20 世纪 60 年代开始，绘画艺术疗法在美国等国家流行，其目的一般有两个：儿童智力测验、精神分裂症治疗。其中，将绘画作为儿童智力测验的研究者主要有哈里斯（Harris，1963）、古德伊纳芙（Goodenough）、科皮茨（Koppitz，

① 皆藤章著，吉沅洪等译.《风景构成法——一种独具特色的绘画心理疗法》［M］. 北京：中国轻工业出版社. 2011 年 5 月版. 4.
② 杨雪龙，童辉杰.《艺术疗法述评》［J］. 社会心理科学. 18，128～132.
③ Moreno. J. L. The theatre of spontaneity ［M］. New York：Beacon House. 1947.
④ 山中康裕，饭森真喜雄，德田良仁等.《艺术疗法》［M］. 南京：江苏教育出版社. 2010 年 3 月版. 19.

1968)、罗伯特（Robert，1984）等①。面向精神病人的研究者代表如卡莱曼（Edith Kramer）、优曼（Elinor Ulman）、南伯格（Margaret Naumbur）②。

绘画艺术疗法开始用于正常人群，要归功于罗杰斯的"人本疗法"，在这种理念指导下，绘画艺术疗法成为"一般人追求自我实现与自我成长的方法"③。绘画艺术疗法在西方国家早已得到广泛应用，成为心理咨询和治疗的主要技术之一；日本在此方面的新见解具有深远意义，如 LMT 和加框法；而我国最早关于此方面的研究文章在 1994 年发表（龚鉥，1994）④，直到 21 世纪初中国才正式开始研究绘画艺术疗法，并在短时间内被广泛运用于特殊儿童⑤、精神分裂症患者⑥⑦、大学生⑧和老年人⑨等群体。

二、绘画艺术疗法的特点

绘画艺术疗法在临床心理学中属于艺术治疗的一种，通过让来访者利用铅笔、橡皮等绘画工具，在白纸上描绘一些图画，然后根据一定的标准，对这些图画进行分析、评定、解释，以此来了解被测验者的心理状态、机能状态以及人格特征等，判定心理活动的正常或异常等问题，并协助来访者解决心理问题。

绘画艺术疗法具有艺术疗法的所有特点且拥有自己的特色：

---

① 朱倩云.《画人智力测验在不同地区的适用性及儿童画人特点的研究》［D］. 浙江大学硕士学位论文. 1999. 1.
② 巩丽群.《绘画艺术疗法在大学生心理辅导与咨询中的应用探索》［D］. 华东师范大学硕士学位论文. 2008. 6～7.
③ 周红.《表情达意与心灵润泽——现代美术治疗理论综合研究》［J］. 南京师范大学博士学位论文. 2005. 22.
④ 龚鉥.《艺术心理治疗》［J］. 临床精神医学杂志. 1994，（4）：231～233.
⑤ 王丹.《艺术治疗——促进孤残儿童心理健康的重要方法》［J］. 社会福利. 2007. （06）：50～51.
⑥ 孟沛欣，郑日昌，蔡焯基.《精神分裂症患者团体绘画艺术干预》［J］. 心理学报. 2005. 37（03）：403～412.
⑦ 于青.《文学艺术疗法在精神分裂症患者康复中的应用》［J］. 中国康复理论与实践. 2002. 8（3）.
⑧ 汤万杰.《绘画审美治疗对大学生抑郁症状影响的实验研究》［D］. 西南大学硕士论文. 2007.
⑨ 崔明，敖翔.《书法与绘画练习对老年大学学生心理健康的作用》［J］. 四川精神卫生. 2003. （02）：85～86.

（1）表现性

创作一幅画的机会实际是给被试者提供表达自我、交流和成长的机会（Franklin，1992）[1]，绘画时绘画者会无意间将自己有关过去、现在和未来的想法、感受表达出来，即使在意识中抗拒或被压抑、阻碍的内在想法、情感，也都可以毫无防备地得到表达，进而释放自己的情感、修通内在的冲突[2]。

绘画艺术疗法常被用于建立或缓解咨访关系，尤其是情绪不稳定，注意力不集中，在社交上表现退缩与畏惧，情感上表现淡漠，无法或不想表达精神疾病的患者，绘画活动有助于其表达情绪、面对问题、建立自我价值，进而发展适当的社会行为与社会角色；也非常适合由于种种原因不能或不愿同别人讨论自己问题的患者，绘画可成为很有帮助的沟通媒介，使之间接呈现自己的问题。

（2）实践性

美国艺术治疗协会（AATA）在 20 世纪 80 年代认为"在艺术治疗的领域中有两个主要取向"，其中一个取向是："艺术创作即是治疗：透过创作的过程，缓和情感上的冲突，提高当事人对事物的洞察力或达到情绪净化的效果。"

在绘画过程中，绘画者会转变一些非理性信念，并获得恰当的人际交往、自我表达的方式，即来访者通过自己的行为来纾解自己的心理问题——"解铃还需系铃人"。

很多时候，言语上的治疗只是改变了来访者的思维，如果来访者自己不作为，是无法达到好的治疗效果的，而绘画疗法让来访者自己表达、与潜意识沟通，通过自己的行为改变自己，由内而外地达到治疗效果。

（3）自由性

绘画疗法的创作过程中强调自由，被试者被给以十足的信任和尊重，可以自由地创作自己的作品。在这样的信任和尊重中，对来访者来说本身就是一种积极期望的暗示，仅仅是在这样的暗示下，来访者就已得到一定的纾解和宣泄。

（4）创造性

每一个个体都不一样，在治疗师的引导和激发下，来访者创造不同形式的作品，并尽可能地表达自己。研究表明这种创造性治疗过程是一种既能消除情感冲

① Franklin. M. Art therapy and self－esteem［J］. Art Therapy Franklin. 1992. 9（2）：78～84.

② 朱锦凤.《画人测验的实作与解读》［M］. 台北：心理出版社. 2010 年 9 月版. 1～3.

突又能增强自我意识及个人成长能力的方法（Larose，1987）[①]。

（5）间接性和推论性

主试者并不直接询问被试者其内心状态，而是通过对患者创作的艺术作品进行分析来发现绘画者表面伪装下潜藏于内心深处的真实自我，挖掘出其压抑在内心的潜意识，并将它们暴露于现实，使绘画者认识到引起其内心痛苦的是他们早期的心理创伤累积的结果，从而达到诊断和治疗的作用。

所以，绘画艺术疗法中较关心的是个人的内在经验，整个绘画创作的过程、方式、内容和联想都非常重要，都可以反映人格发展与特质，甚至潜意识内容。

可以看出，绘画艺术疗法也是一种投射技术，被试者将自己的需要、动机、经验、情感、情绪等投射在所创作的绘画作品中。这也是 AATA 认为艺术疗法治疗领域的第二个取向："把艺术作品应用于心理状态之分析，对作品产生的一些联想，有助于个体维持个人内在和外在经验的和谐，使人格获得重整。"

三、绘画艺术疗法的分类

绘画艺术疗法经过多年发展，已成为较成熟的测评工具，如 Koppitz（1968）的画人测验[②]（HFD）、Burns & Kaufman（1972）的动力家庭图[③]（KFD）、Knoff（1985）的动力学校图[④]（KSD）、Landgarten（1993）的杂志图片拼贴画[⑤]（MPC）等。

根据结构性，绘画艺术疗法可分为结构性稍高的和结构性稍低的两个部分。如综合房树人测验属于结构性稍高的，而涂鸦法就是结构性稍低的。在进行绘画艺术疗法时，视绘画者的性质选定结构性稍高的房树人综合绘画等，或是自由度非常高的涂鸦法等，但其理论假设都是投射。

① Larose M. E. The Use of art therapy with juvenile delinquents to enhance self—image [J]. Art Therapy. 1987. 4：99～104.

② Koppitz E M. Psychological evaluation of children's human figure drawings. New York：Grune & Stration. 1968. 4.

③ Burns R C. & Kaufman, S. H. Action, styles, and symbols in Kinetic Family Drawings (K—F—D)：An interpretive manual. New York：Brunner/Mazel. 1972.

④ Knoff H M, Kaufman S H. Kinetic drawing system for family and school：A handbook. Los Angeles. CA.

⑤ Westernpsychological services. 1985.
Landgarten H B. Magazine photo collage. New York：Bruner Mazel. 1993.

根据材料工具，可分为绘画类与拼贴类。其中绘画类是指采用纸张、画笔等由被试者自主绘画，如完全自由作画的涂鸦法，或者是如"动态家庭图"①、房树人②等有主题的绘画，还有比如诱导画线条法等的补充绘画③；拼贴类即通过图片拼贴的绘画，如杂志图片拼贴画。

如果内心空间可以分为"投射空间"和"构成空间"两个部分④，而绘画疗法是利用意象和绘画创作这样的媒介，让患者把自己立体的精神视野和心理空间转换到平面的图画空间中去。那么，根据内心空间的这两个部分，绘画艺术疗法也可以分为注重"投射性"的与注重"构成性"的，其中，涂鸦法注重投射性，而房树人综合绘画疗法，就是注重构成性的，LMT 则被认为是兼具投射性和构成性的绘画疗法。

四、作为绘画艺术疗法的风景构成法

风景构成法，作为绘画艺术疗法，具有以上的全部特征（表现性、实践性、自由性和创造性，以及间接性和推论性），绘画风景的过程就是一种内心情感的冲突与矛盾的表达，仅就这个过程本身就是很好的治疗；绕过意识的防备，在 LMT 中，绘画者将自己过去的经验、体会以及情感、需求和动机、潜意识等投射在所绘画的项目中，由此，主试者可推论分析出绘画者潜藏的内心。

LMT 可以作为一种媒介，在咨访关系中起到桥梁的作用，适用于所有人群，有助于形成和谐信任的咨访关系，尤其适用于不愿或者不想透露自己内心的来访者，或者没有能力表达的患者，可以不依赖于他们的表达并可借助风景构成法来了解其内心状态。

同样，在已经发展成熟并拥有自己评价标准的绘画艺术疗法中，我们需要风景构成法这一种新的技术，也必是因为其有自己的独特性，在投射方面更全面，在构成上结构性更强，兼具投射性与构成性，且拥有更多的投射性内容，构成性更高，一般认为，在绘画艺术疗法中属于不可多得的技术：

① Burns R C. Kaufman，S. H. Action，styles，and symbols in Kinetic Family Drawings（K－F－D）：An interpretive manual. New York：Brunner Mazel. 1972.

② Cummings，Jack A. Projective drawing. The assessment of child and adolescent personality ［M］. New York：The Guilford press. 1986；217~223.

③ 山中康裕，饭森真喜雄，德田良仁等.《艺术疗法》［M］. 南京：江苏教育出版社. 2010 年 3 月版. 50.

④ 同上. 49.

（一）丰富的投射性

风景构成法的绘画项目规定有 11 项，分别为：河、山、田、路、房、树、人、花、动物、岩石及任何想添加的东西。

它不仅可以通过常见的绘画疗法的普适性在构图、绘画方位、色彩使用、笔触轻重等方面得到解释线索，如笔触较重可能预示着自信，但过重可能代表抑郁或神经质，用暖色调表示开朗和向往、希望等。

此外，相比已有的任何一种绘画疗法，LMT 的项目更多，也能表现出绘画者更多的内心状态。如画人测验要求绘画一个人，或者雨中人等，其中，通过一个人的绘画，主试者可以推论出绘画者对自己形象的认知与评价、性别认同以及与异性相处的态度、对自身情绪困扰的处理等；通过画树测验，可以推论出绘画者成长的经历以及感受；而房树人综合绘画，综合了房子、树、人，可以推论出包括绘画者对家庭、亲情、成长经历以及绘画者的人格发展。

而风景构成法有 11 个项目，通过每一个项目的分析都可以得出个体相应的潜意识内容，如河流代表潜意识、人是个体对自我的认知、岩石是个体对生育与障碍的认识等，从这个方面来说，也是现有的绘画疗法不可比拟的。

（二）更高的构成性

常见的绘画疗法，并不强调构成性，如画人测验只是对一个或者两个人的绘画的解析，画树测验同样，即使是综合房－树－人的绘画测验，也没有系统地对构成性进行解释，更常见的是通过细节来综合解析。

而风景构成法的构成性可以体现在"加框法"和"风景构成"上：

中井久夫先生在 LMT 的发明之初，受沙盘边框的启发，在 LMT 实施前，在画纸周围画框，用以象征对来访者的绘画作品施加保护[①]；LMT 绘画的边框作用和沙盘的边框作用相同："沙盘的大小，限定了来访者制作沙盘作品的范围。同时，正是因为有了这样的限制，才能让来访者自如地在里面塑造作品表达自己……因此，对儿童实施沙盘疗法时，儿童在无意识中会觉得自己是自由的并且受到了保护。"（卡尔夫，1966）。尤其是在树木人格测试的研究中，画框的作用得到了充分证明，研究显示，加上画框可以让来访者表达出更深层次的自己。同时，加框也有强迫绘画者集中精神、无法逃避、不得不画的感觉，具有双重作用（中井久夫，1970）。

而风景构成法因为其项目的多样性，且第一个绘画项目为河流，所以对个体

---

① 皆藤章著，吉沅洪等译．《风景构成法——一种独具特色的绘画心理疗法》［M］．北京：中国轻工业出版社．2011 年 5 月版．22.

的构成特性要求非常高。如果心理空间分为"投射空间"和"构成空间"，那么风景构成法可以同时测量个体的这两个空间。使所有 11 个项目在纸上构成一幅风景过程中所需要的构成性自不必说，简单的罗列并不能构成风景，而需要绘画者"构成"。

第二章　风景构成法理论基础

在风景构成绘画疗法中，其治疗意义的基本理论基础是咨询师、绘画作品、绘画者三者相互影响，建立一种三者关系：咨询师画上边框，使得绘画者感觉被保护；绘画者的意识、无意识转动，进行绘画，而绘画这一过程也影响着绘画者的意识、无意识；绘画作品和绘画者的行动都影响着咨询师的意识、无意识；绘画者绕过意识监测，表达潜意识心理，而咨询师在无意识水平进行影响使得两者之间存在一种安全感；如此，在这个"象征性空间"中，"来访者和咨询师可以非常自如地表达自我，并且发生相当深入的相互影响"，仅仅只是"描绘风景本身就具有治疗效果"（河合隼雄，1984）[①]。

这三者潜移默化地相互影响着，绘画者在这样的关系中有足够深地卷入，真正理解阻碍绘画者自体表达和发展的因素，重新找到使得绘画者自体成长的足够好的客体，最后风景构成法绘画者以这种特有的方式内化新生。可以说，是风景构成法提供了一种启动绘画者自体康复的治疗关系，使得绘画者逐渐找到自体，成为自己和实现自我价值[②]。

第一节　风景构成法的理论背景

一、投射原理

投射（Projective）理论认为个体在解释别人的行为或在自己的产品中，会不由自主地进行建构、组织，不由自主地投入心理活动的内容和力量，而间接地投射出了自己的动机、信仰、态度或情感。也就是说一个人真正的动机、欲望、以及其他心理活动，可以通过此人的其他心理过程或心理产品间接地表现、反映亦即投射出来。它的特殊价值在于它能揭示潜在的、被压抑的东西，而这种东西

---

① 皆藤章著，吉沅洪等译.《风景构成法——一种独具特色的绘画心理疗法》[M]. 北京：中国轻工业出版社. 2011 年 5 月版. 19～21.

② （美）David E. Scharff 著，张荣华，武春艳等译.《重寻客体与重建自体——在精神分析中找到自己》[M]. 北京：中国轻工业出版社. 2011 年 9 月版. 序.

往往是被试者不愿意或者意识不到而不承认的。

叔本华在他的《作为意志和表象的世界》里讲到：一切一切，凡已属于这世界的一切，都无可避免地带有以主体为条件的性质。个体认识到的一切其他自我都是他自己的表象①。

Freud 认为，投射是一种防御机制，是指个体依据其需要、情绪的主观指向，将自己的特征转移到他人身上的现象，实质是个体将自己身上所存在的心理行为特征推测成在他人身上也同样存在或直接转嫁给他人。

Jung 把投射解释为：把一种存在于自身中的品质或态度潜意识地归咎于另一个人。冯佛兰茨对荣格的"投射"进行了重新归纳："投射是一种在他人身上所看到的行为的独特性和行为方式的倾向性，我们自己同样表现出这些独特性和行为方式，但我们却没有意识到它是把我们自身的某些潜意识的东西不自觉地转移到一个外部物体上。"

Frank 认为投射技术能够唤醒被试者内心世界或人格特征的深层次内容，从而在对测验项目的反应中投射出被试者内在的动机和需要。

Lindzey 认为："投射……对行为的隐蔽和潜意识方面很敏感"。

Murray 认为投射是指人们的一种倾向，人们在认知和解释模糊性刺激时的知觉整合受到需要、兴趣以及总的心理组织（psychological organization）的影响②。

Exsner 认为："当被试者在追问下转换这模棱两可的墨迹到一些东西时……是以个人习惯的处理刺激的方式，特别是这些刺激需要转换和做出决定时……"③。如皮格马利翁效应（Pygmalion Effect）也就是"罗森塔尔效应"（Robert Rosenthal Effect）的实质即是投射，是个体将自己的期待、需求投射到另一个个体上，使之感应到这种期待、需求，并做出回应。

人们在日常生活中常常不自觉地把自己的心理特征（如个性、好恶、欲望、观念、情绪等）归属到别人身上，认为别人也具有同样的特征，如自己喜欢说谎，就认为别人也总是在骗自己；自己自我感觉良好，就认为别人也都认为自己很出色……这就是"投射效应"。绘画疗法即是把无形的心理内容以适当的象征

---

① 陈侃，《绘画心理测验与心理分析》. 广东高等教育出版社. 2009 年 7 月版. 8.

② 童辉杰.《投射技术——对适合中国人文化的心理测评技术的探索》[M]. 哈尔滨：黑龙江人民出版社. 2004 年 1 月版. 18.

③ Exner，J. E. But it's only an inkblot [J]. Journal of Personality Assessment. 1980. 44. 563~576.

性在画纸上呈现出来，描绘深沉无意识①，并由此获得治疗与治愈、创造与发展，以及自性化的体验。在风景构成法中，这种投射是在绘画者选择风景项目的绘画形象时最先体现的，绘画者在存储的诸多意象中投射了自己的需要、动机等，最终决定哪一个意象绘画，在绘画开始后，意象通过无意识出现在画纸上，绘画者也可能在一个意象绘画过程中对其进行构造和改变，投射新的需要、动机；从第二个风景项目的选择、绘画开始，这种投射更进一步，有更多的投射内容，如两个项目之间的距离，大小比例都是绘画者内心图式的投射，就像原型经由成为意识以及被感知而被改变，从显形于其间的个人意识中获取其无意识特质②。而有经验的心理咨询师可以从这样的一幅绘画中分析推论出绘画者潜藏的内心状态。

二、大脑偏侧化理论

人类左右脑机能分化，大脑的左半球主管逻辑、推理、演算、判断等言语思维，存储的是知识、经验等机械记忆；而右半球则负责形象感知、直觉判断、空间定位、情感表达等，能直接处理图像信息，存储的是情感和情境记忆。这导致个体存在语言优势、形象优势、非语言优势等机能差异，这种机能使以艺术疗法为基础的相关治疗医学的发展成为可能。

因此，以言语为媒介实施现代心理治疗并不能解决一切心理问题。这也就是为什么有时候我们常在安慰别人后被回敬道："我知道，我知道，可是一点用都没有，我还是很伤心"，我们常常是能从理性上接受一切，但是感性上就是走不出来，心境一直保持在既定情绪中，如伤心或心痛。也就是说"言语"只在矫正非理性认知与思维上有疗效，而在处理以情绪困扰为主要症状的心理问题时就显得无能为力。美国心理学家 Ley 认为："用左脑的钥匙打不开右脑的锁"，而采用艺术疗法，则能直接作用于右脑，能够让治疗师灵活运用不同的表现性技法，起到不同于言语性治疗方法的作用，从而达到与患者心灵上的沟通。

而沉痛的创伤记忆不仅以言语，更以音像的方式深深印刻在右脑中，用左脑的言语来治疗实在力不从心，事倍功半。有不少研究证明非言语性的艺术治疗，

---

① 茹思·安曼.《沙盘游戏中的治愈与转化：创造过程中的呈现》［M］. 广东高等教育出版社. 2006 年 3 月版. 前言.

② （瑞士）Carl. Gustav. Jung 著，徐德林译.《原型与集体无意识》［M］. 北京：国际文化出版社. 2011 年 5 月版. 7.

在如情绪表达（Reese，1996）[①]、情感创伤的治愈（Singh，2001）[②]、创伤经验（Wiliams 等，2004）[③] 等都非常有功效。当然并不是所有研究者都认同艺术疗法是"非言语性疗法"，饭森真喜雄认为艺术疗法是显著的言语性疗法[④]，是"把意象表达中包含的种种信息活用于治疗的疗法"，意象的表达和语言有很大的关联，并且意象表达是在患者和治疗师双方交流的时候产生的，因此，艺术疗法是显著的语言性——母语性质的疗法，和语言有很深的关系[⑤]。

三、表达性

所谓"痛则不通"，导致各种心理障碍的重要原因之一就是由于患者的思想、情感受阻，郁结于心，日积月累，最终使得患者在交往、学习、工作乃至日常生活中都表现出极大的困难，难以适应。

而艺术作为一种表达自我、宣泄自我的方式[⑥]，是人类普遍的思想、情感、价值、理念的表现[⑦]，通过让绘画者将内在压抑的情感、理念表达释放出来，使其心气顺畅，让沉重的身体得以放松，让疲惫的心灵得到洗涤，所谓"通则不痛"。

绘画比言语更容易表现内心活动，因为无意识中的心理机制如压抑、退行、象征化、投射等，可以在绘画中得到象征性表现，而使绘画者通过绘画的表达获得一种解放感。无论是语言表达能力丰富、防御心很强的人，还是语言表达能力有所欠缺、防御心很弱的患者，都可以通过绘画的表达，在绘画中疏泄情感，澄清以往经验，传递需求动机，释放不安情绪，抒发负面情绪，缓和情感上的冲突，解开心结，激发自我治疗能量，使其人格获得调整与完善，让他们扭曲的空

① Reese，S. H. Art therapy as a catalyst for affective expression with emotionally/behaviorally disturbed children in educational settings. MA. Ursuline College. 1996.

② Singh，A. Art therapy and children：A case study on domestic violence. MA. Concordia University (Candada)．2001.

③ Williams R，Taylor JY. Narrative Art and Incarcerated Abused Women. Reston：Art Education. 2004. 57（2）：46~52.

④ 山中康裕，饭森真喜雄，德田良仁.《艺术疗法》［M］. 南京：江苏教育出版社. 2010 年 3 月版. 35.

⑤ 同上. 40.

⑥ 杨雪龙，童辉杰.《艺术疗法述评》［J］. 社会心理科学. 18. 128~132.

⑦ 同上.

间和时间概念复原，开始自我整合①，使绘画本身上升为精神治疗②。风景构成法用绘画这一艺术媒介帮助绘画者表达他们的思想、情感及经历，给绘画者提供表达自我、交流和成长的机会（Franklin，1992）③，将绘画者压抑在内心的潜意识暴露于现实，使其认识到引起其内心痛苦的根源，从而达到诊断和治疗的作用。

LMT比其他绘画疗法有更多的象征投射，具有更良好的表达性，很多时候解释是不需要的，因为LMT本身能辅助"述说"④，在绘画作品创作表达中，解释已然完成，甚至能表达"言语解释"无法表达的、复杂的潜意识内容。可以说风景绘画的过程即是一个自愈性过程，即在绘画中，绘画者的潜意识得到表达，个体与潜意识也就得到了沟通，被压抑的情感得到宣泄，焦虑得到缓解。可以说LMT的创作过程是"通过风景作品进行自我探索的旅程"，绘画者在这样的客体与自体的相互转化中，内心世界和绘画同步呈现与改变，可以寻找出真实自体的新的客体，体会到自我存在感，拓展对自己的认识⑤。

四、意象

"意象"一词第一次出现在《论衡·乱龙》篇："天子射熊，诸侯射麋，卿大夫射虎豹，士射鹿泵，示服猛也。名布为侯，示射无道诸侯也。夫画布为熊麋之象，名布为侯，礼贵意象，示义取名也。"⑥

心理学上的"意象"应用应该归功于荣格，即使他并没有提到"意象"一词。"情绪和情感被掩藏得越深，就越远离我们的意识记忆和人格主题，我们也越难找到语言去表达他们"⑦，荣格在《超越性功能》中写道："情绪的紊乱可以用另外一种途径来解决，不是通过理性的澄清，而是通过赋予其一个可见的形

---

① 山中康裕，饭森真喜雄，德田良仁.《艺术疗法》［M］. 南京：江苏教育出版社. 2010 年 3 月版. 49.

② 同上. 98.

③ Franklin. M. Art therapy and self—esteem. Art Therapy Franklin. 1992，9（2）：78～84.

④ 山中康裕，饭森真喜雄，德田良仁.《艺术疗法》［M］. 南京：江苏教育出版社. 2010 年 3 月版. 13.

⑤ 同上. 33.

⑥ 曹芸.《论中国古典园林艺术中的"周易"美学思想》［D］. 武汉大学硕士学位论文. 2005 年. 36.

⑦ 茹思·安曼.《沙盘游戏中的治愈与转化：创造过程中的呈现》［M］. 广东高等教育出版社. 2006 年 3 月版. 序.

状"。"意象"就是来访者通过咨询师的引导产生或来访者自发产生的具有象征性的心理图像，是"从内心的源泉中涌现出来的事物"，是来访者内心深层用语言无法表达的潜在的情感、愿望、创伤等，也包含有原型内容或者显示出来自集体无意识的元素①，实现了自我与无意识情结的区分，所有这些通过意象的象征性都可以投射出来②，而"无意识以意象的象征形式呈现时，意识便觉察了"③。

象征内心世界的意象所构成的绘画作品，明确地表达了绘画者的内心情感，是意识与无意识的整合。风景构成法将意象表达中包含的种种信息活用于治疗，咨询师推论出绘画者内心的整体性、个体特征、细微差别、内心的变化以及欲望和感情，从而调整和改善绘画者的人格结构和自体关系，进而促进意识、欲求和各种感觉的活跃和整合，再期待能够产生身体方面的运用，最后实现身心整合④。值得注意的是，意象的表达由语言产生也需要语言引导，以控制意象可能的喷发，避免其无法控制。也就是说，意象的表达如果不沿着一定方向探索，可能会没有条理、混乱不堪，而无法控制。因此，在意象表达的时候，一定要设法在特定的形式和框架中展开⑤。风景构成法对意象的表达设定了一定的形式和框架，无论是画纸的加框，还是依次要求绘画者顺序绘画，都是对绘画者在意象表达上的保护。

绘画作品中体现的种种意象可以通过象征辞典查找，如水是"无意识"的最为司空见惯的象征，山谷中的湖泊就是潜意识⑥。（LMT 各项目象征意义可见下章。）

第二节 风景构成法的研究

一、背景与主要研究者

就像理发师在看一个人时先从发型开始、服装师从服饰开始、化妆师从妆容

① 伊娃·帕蒂丝·肇嘉.《沙盘游戏与心理疾病的治疗》［M］. 广州：广东高等教育出版社. 2006 年 9 月版. 87.

② 山中康裕，饭森真喜雄，德田良仁.《艺术疗法》［M］. 南京：江苏教育出版社. 2010 年 3 月版. 35～41.

③ 高岚，申荷永.《沙盘游戏疗法》［M］. 北京：中国人民大学出版社. 2012 年 1 月版. 57.

④ 山中康裕，饭森真喜雄，德田良仁等.《艺术疗法》［M］. 南京：江苏教育出版社. 2010 年 3 月版. 4.

⑤ 同上. 40.

⑥ （瑞士）Carl. Gustav. Jung 著，徐德林译.《原型与集体无意识》［M］. 北京：国际文化出版社. 2011 年 5 月版. 18.

开始一样，每一个研究者也都有自己的立场，这些不同的立场使得他们在风景构成法的研究和实践中，均从自己立场出发，而拥有不同的角度。

同样，时代不同，理发师对发型的要求、服装师对服饰的看法、化妆师对妆容的打造等都不尽相同，在研究中也一样，每一个时代背景中的研究也有差异。

所以我们在说风景构成法的研究的时候，若能更了解主要研究者的背景对我们了解各种研究的展开大有裨益。

（一）开创期（20世纪70年代）

风景构成法创始于1969年，当时的日本经济正处于战后的高速发展期，国内对贸易活动原则上不实行外汇管制，资本流动也非常自由，同时带来了物价飞涨和环境污染等困扰着国民生活的问题；值得一提的是，虽然当时中日并未建交，但因为日本国内的不管制和给予自由的政策，中日民间往来较多，而当时中国国内正在"文化大革命"，这一股"文革"风也被带到了日本，掀起了左翼学生运动，毛泽东被当成偶像。在这一背景下，日本国民心理问题加剧。

中井久夫①先生作为精神科医生，一直致力于临床治疗，是风景构成法的创始人，1934年生于奈良县天理市，京都大学法学部和医学科双学位，之后任职于东京大学附属医院精神科、名古屋市立大学医学部助理教授、神户大学医学院教授、甲南大学文学院教授，1997年退休后被聘为神户大学、甲南大学名誉教授，擅长精神分裂症的治疗及研究。中井先生从河合隼雄②（1928－2007）当时引入日本的沙盘疗法中获得灵感和启发，于1969年发明风景构成法，风景构成法相关著作为《中井久夫著作集（全6卷，别卷2)》③（1934、1954、1984）中的别卷1，收录了中井先生的诸多文献或报告，大部分为风景构成法的实施程序描述以及案例介绍。

山中康裕的研究也不容忽视，山中康裕先生的著作集《风景构成法》是在皆藤章的《风景构成法》一书出版前仅有的一本关于风景构成法的书籍。山中康裕

① http：//ja. wikipedia. org/wiki/％E4％B8％AD％E4％BA％95％E4％B9％85％E5％A4％AB.

② 河合隼雄（1928. 6. 23－2007. 7. 19）：心理学家、心理治疗师、文化厅厅长、京都大学名誉教授、国际日本文化研究所名誉教授等，专门从事分析心理学、临床心理学等的研究，是日本荣格分析心理学第一人、箱庭疗法的日本引入者，进行了非常多的箱庭研究与实践，曾留学美国，退休后还被聘为普林斯顿大学研究员。在箱庭疗法和风景构成法的研究上，都有非常大的贡献。关于风景构成法，河合隼雄曾说："光描绘风景本身就是一种治疗"。

③ 中井久夫.《中井久夫著作集（全6卷. 别卷2)》[J]. 岩崎学术出版社. 1984年版.

为日本临床心理学研究第一人，专攻临床心理学与精神医学，生于 1941 年，获得名古屋市立大学医学部学士和硕士学位，曾任南山大学文学部助理教授、京都大学教育学部助理教授，京都大学大学院教育学研究科教授、科长、学部长等，2005 年退休后被聘为京都大学名誉教授并任所长。他所编著的《风景构成法》①（1984）一书，主要从精神医学、临床心理治疗的角度来阐述风景构成法的治疗实践。

中井久夫的创始以及山中康裕的研究均从临床治疗的实践角度出发，这些研究都成为了后来研究者研究和实践的宝贵资料和实践、研究的基础。

（2）平稳期（20 世纪 80 年代）

在经过风景构成法最初的发明者和研究者的介绍下，LMT 不仅引起了众多学者的兴趣，也受到过不少人的质疑，因为是本土发明创造的一种绘画艺术疗法，所以运用风景构成法以及将之与已有的被广为使用的疗法进行对比成为这一时期在风景构成法研究上的两大主旋律。

对风景构成法本身的研究与应用比如山中先生仍然是这一时期的主要研究者，他使得中井先生发明的 LMT 进入较系统的整体，整合了各个项目的象征意义（1984），更是首批将 LMT 运用于正常个体的研究者（1984）；此外如皆藤章和高江州的研究主要在案例介绍和解读研究（1988），高江州（1981）在躁郁症患者、石川（1983）在边缘性人格障碍上的 LMT 运用等；

对比研究如与脑波变化（向井，1984）、与房屋绘画法（井上，1984）、与印象造型法的比较研究（后藤，1984）、与 P－F 测试的比较研究（大石，1988）等。

这一时期内的 LMT 研究使得它不仅被证明是有效的治疗方式，更被越来越多的日本学者所研究，预示着 LMT 的繁荣和走出日本的可能。

（3）繁荣期（20 世纪 90 年代开始）

从 20 世纪 70 年代开始，日本的基础教育开始改革，20 世纪 90 年代以来，日本的高等教育、研究生教育开始改革，基础教育也持续改革，对教育的重视可见一斑。这个时期，风景构成法的研究和实践也开始不只拘于临床，各种学龄被试的非临床调查与研究开始涌现。当然，这一时期风景构成法临床的研究与实践仍然占主导。主要研究者有皆藤章、柳沢和彦及其研究合作者、植田纹子及其研究合作者等。这一时期发表的文献也较多。

---

① 山中康裕主编.《风景构成法》[J]. 岩崎学術出版社. 1984 年版.

皆藤章①（Akira Kaito）可以说是日本风景构成法推广的第一人，在美国、韩国等世界各地介绍及推广风景构成法，更亲自主持了2008年在北京召开的第五届国际心理疗法学术研讨会上的风景构成法工作坊。皆藤章1957年生于日本福井县。入学日本京都大学工学部，本科三年级时转学到教育学部专攻临床心理学，师从于京都大学教授、荣格派分析家河合隼雄博士，专心于心理治疗的理论和实践研究，1986年毕业并获得临床心理学士。曾任大阪市立大学助手、讲师和助理教授，现任京都大学研究生院教育学研究科教授、文学博士、临床理士。研究兴趣为社会心理学、临床心理学，在风景构成法研究方面著书如下：《风景构成法的基础与实践》②（1994）、《风景构成法案例集：临床心理学体验》③（2002）、《风景构成法》④（2004）等。皆藤章从自己多年的实践和临床角度来研究风景构成法，并将之作为一种心理治疗手段。柳沢和彦（Yanagisawa Kazuhi-ko）是武库川女子大学生活环境学部建筑学科副教授，毕业于京都大学理学部、工学部建筑学双学位，京都大学助理教授，千叶工业大学副教授。研究课题为建筑计划与建筑设计，重点研究空间图示的文化特征和病理特征。冈崎甚幸⑤（Okazaki Shigeyuki）是武库川女子大学生活环境学部建筑学科教授，广岛大学教育学院工学博士毕业，福井大学教授、京都大学名誉教授，建筑设计、建筑规划研究专家，获得日本建筑学会奖，一些建筑设计工作荣获了无数奖项；在风景构成法研究中主要看重空间构成，尤其是河流的形态、与边框的关系、种类等的研究，发表文章多篇。

植田纹子，浦和大学教授，庆应义塾大学研究生院社会学硕士学位，日本心理临床学会、日本登达心理学会、日本心理学会、日本教育心理学会、日本保育学会、日本儿童心身医学会会员。研究兴趣为家庭支持，社会心理过程和性格的形成机制，教养和性格等。伊志岭美津子亦为浦和大学教授，毕业于日本女子大学家政学研究科儿童学，获得家政学硕士学位，研究兴趣课题为婴幼儿临床发展心理，亲子、家族关系，家庭支持等；在风景构成法研究中着重临床的实践与研究，已单独或合作发表多篇论文，尤其以在临床上各风景项目的特点及临床意义为主。

---

① http：//researchmap. jp/read0066315.
② 皆藤章.《风景构成法：理论基础与实践》［M］. 诚信书房. 1994.
③ 皆藤章，川嵜克哲编.《风景构成法案例集：临床心理学体验》［M］. 诚信书房. 2002.
④ 皆藤章.《风景构成法》［M］. 诚信书房. 2004.
⑤ http：//www. mukogawa－u. ac. jp/~okazaki/indexj. html. 冈崎研究室.

佐佐木玲仁（ささきれいじ），九州大学人类环境学研究院人文科学系临床心理学副教授，1969 年生，京都大学教育学博士，主攻临床心理学，现有主要研究课题中有"风景构成法及相关研究"，课题研究时间为 2000 到 2020 年。已在《临床心理学研究》等发表多篇文章，且有大会文章发表①。更将成为今后几年风景构成法研究的研究者之一，主要着重宏观上风景构成法研究的研究及描绘过程及特点的研究。几乎每个研究者都与京都大学有或远或近的关系，我们可以认为京都大学是风景构成法研究的大本营。

二、相关研究概览

（1）国外尤其是日本的 LMT 研究（这部分文献太多，不一一列出，见参考文献）

迄今为止，对风景构成法的研究主要是在日本，自 1967 年开始；而自 1977 年中井先生在第十届德语圈病理表达性治疗大会上的报告，西德、北美以及印度尼西亚等地，也开始在临床治疗中使用风景构成法（山中，1989）。

首先，关于书籍，日本有中井久夫先生的著作集《精神分裂症》《治疗》《风景构成法》以及山中康裕先生的《风景构成法》《风景构成法之后的发展》；皆藤章先生的《风景构成法———一种独具特色的绘画心理治疗》以及《风景构成法的事例和展开》《风景构成法的时间和叙述》。

而在 CINII 上能搜到 100 多篇研究文献，分析文献可以发现，风景构成法可以按照研究对象分为：精神分裂症患者与正常被试群体；按研究方式可分为：临床治疗研究与调查研究；按研究内容可分为：绘画进程研究与绘画效果研究等；更有个案、团体与协作绘画之分。以下文献综述将以研究对象分类为主线：

①临床患者研究

在上一节，我们介绍了 LMT 的背景及主要研究者背景，从精神病患者的临床治疗与实践出发，是 LMT 研究中的主角，从分析文献也能发现，在 1996 年之前的文章几乎全以精神病患者为研究对象，而之后的文章才开始面向从幼儿园到大学的学生们，但精神病患者的研究文章仍然占主导：

1971 年中井久夫即发表文章《从绘画来看的精神患者》，描绘了一个精神病患者风景构成法的绘画进程，用一幅画为例子对风景构成绘画进程进行了简单的记录；

---

① 佐々木玲仁，金文子，石丸绫子.《風景構成法の描画過程に生じるイメージの自律性》［C］. 日本心理学会第 75 回大会. 2011.09.02.

1976 年高江等人（高江州义英、高江州田鹤子、祭天正子、国分京子、桥本宏子）发表《精神分裂患者的风景画》，也是对风景构成法描绘的介绍；高江州（1981）运用风景构成法对躁郁症患者进行研究和考察；

石川（1983）将风景构成法运用于边缘性人格障碍；泷川一宏（1984）《日常临床中的"风景构成法"》；中里均（1984）《贯穿在急性分裂症状态的康复研究过程中的风景构成法》；皆藤章《从一幅风景构成法开始》（1988）、《心理疗法与风景构成法》（1996），佐藤文子（1991）《在精神科日常照料中的"团体风景构成法"和"协作风景构成法"测试》；佐藤文子（1996）《"团体风景构成法"和"协作风景构成法"测试》；

赤间立枝等（1994）《饮食障碍的心理诊断与治疗：暴食症的心理诊断与实际饮食障碍的诊断和治疗问题》；研究了暴食症患者风景构成法作品的特点。

山中康裕（1996）《关于风景构成法所感兴趣的二三见解》；角野善宏（1997、1999、2001、2004）将研究视角面向精神病患者做了较多研究，如急性精神分裂症患者、统和性失调症患者等的风景构成法特点以及个案研究和康复过程；

山中康裕（2001）《临床研究心理检查：风景构成法的基础》；柳沢和彦、冈崎甚幸（2005、2008）《精神分裂症患者风景构成法中河流的类型》《精神分裂症患者风景构成法作品中河流类型：与非临床患者风景构成法作品的比较》等……

从以上举例的关于精神病患者的研究文献中可发现，早前的研究大多聚焦在个别的案例研究，中井（1971）在关于风景构成法的理论性研究中用一幅精神病患者的画为例对描绘过程进行了简单的记录，之后几年的研究依然停留在绘画过程、绘画各项目、绘画中咨询者与绘画者的沟通等的记录。直到佐藤文子（1991）打破个案研究范式，研究了精神病患者风景构成法研究中的"团体"实施方法与"协作"实施方法，并对描画过程进行了记录；之后，风景构成法开始运用在各种精神病中，而并不只是精神分裂症患者，比如饮食障碍患者、统合失调者等等，风景构成法基本成为了一种面向精神病患者的日常护理工作，并报告了较多成功案例。之后对精神病患者风景构成法的研究文献显示，这种研究将焦点放在了精神病患者风景构成作品中各项目的特点，比如河流、石头、家等的研究；

植田纹子（1995、1997）研究了精神病患者风景构成作品中花、树、房描画特征；

河西惠子（1998）研究了青年期女子精神病患者风景构成作品中石头的描画特征；

伊集院（1989、1996）还将"星星、波浪"加入到风景构成法中，即扩展版风景构成法……

②对非临床患者进行的调查研究

弘田洋二（1986）对幼儿园儿童到大学生各个年龄层次学生都实施了风景构成法，提高了被测者的年龄跨度，丰富了人格发展方面的基础资料；

清水信介（1987）《厌学女中学生的心理治疗过程与其象征性表现》总结了厌学女中学生风景构成作品中的独特表现。高石（1988）通过风景构成法考察了青春期之前的学生的心理特征和人格发展特点；

皆藤章（1991）《风景构成法中的诱目性》《分析风景构成法的表现——健康者与患者间的对比研究》《风景构成法中在风景里自己的所在位置》；

皆藤章（1994）《风景构成法的再测信赖性》；

村上久美子（1994）《女子美术教育中艺术治疗的运用》；樱井育子（1994）《离家出走女中学生的面谈：风景构成法的新应用》；

后藤智子（1996）《在风景构成法里有关"故事性"的问题》；

皆藤章（2004）《风景构成法的体验者》；

村松知子（2004）《风景构成法体验带来的效果》；

阿部麻衣子（1999、2000）《基于表现形式和空间关系的研究：幼儿园风景构成作品1》《垂直河流与斜边河流构成：小学生风景构成作品2》《原始空间构成的萌芽：幼儿园风景构成作品2》《项目构成与整体构成：幼儿园风景构成作品3》；

守山敦子、柳沢和彦、冈崎甚幸、高桥阿理寺（2001、2003）《幼儿园到大学生的风景构成法发展特点：风景构成法空间模式的研究1》《河流类型对风景构成空间框架模式影响的考察：基于幼儿园到大学生的作品》《箱庭疗法 风景构成法 居住空间构成法在山的位置构成上的比较研究：基于幼儿园到大学生的作品1》等；

菅藤健一，上埜高志（2010），《非临床的处境分析方法与过程》中对失业者的研究。

虽然风景构成法在对非临床患者的研究增多，但几乎全部集中在学生，从幼儿园到大学生均有涉及与研究。

另有一些研究专注研究风景构成法这种心理治疗方法本身而不是人群绘画特点的，比如：

中里（1982）皆藤章（1988）研究了临床咨询中风景构成法的特性以及如何通过解读患者的风景构成法作品来考察心理咨询进展情况；

山中康裕（1984）概述了使用签字笔的原因：为了便于上色后从反面观察涂上彩色后被遮盖的线条，另外也避免涂改，保护风景构成法的"构成"特性，并分别为幼儿园、小学生、中学生实施风景构成法，然后从人格发展角度出发，通过数据分析考察和讨论风景构成法的特征；

山中康裕（1984）总结了各个风景项目的象征涵义；

高江州（1984）从临床图像学的角度解析风景构成法作品；

大场（1985）进行了风景构成法的跨文化比较研究；

皆藤章（1992、1994）对于风景构成法再测信度的检验；

金川（1986）、皆藤章（1990）考察风景项目提示顺序；

熊谷（1988）尝试让绘画者描绘夜景的风景构成法；

皆藤章（1988）从风景构成过程进行解读风景构成法；

大石（1989）从 SD 法角度分析风景构成法的研究；

伊集院（1989）对扩展版风景构成法的研究；

皆藤章（1991）从风景中的自我形象和诱目性解读作品；

佐佐木（2004）对每个项目所需时间的测量；

角野（2007）对风景构成法中"边框"的效用研究；

运上司子等（2007）对风景构成法中石头描画的研究；

井元健太（2008）对风景构成法各项目的机能解释研究；

那须秀行（2009）对风景构成作品中附加项目的研究；

松井华子（2009）、运上司子（2010）对风景构成法色彩的研究等；

古川裕之（2010）对风景构成中变化的意味的研究；

仲原千惠（2010）对风景构成法绘画用纸尺寸的研究等。

之后，各种针对风景构成法中各项目的研究也是越来越多而精细。除了对风景构成法本身的研究还有与其他疗法的比较研究，比如：

风景构成法与罗夏墨迹测验的比较研究（弘田洋二等，1990）；

风景构成法与 Y－G 性格测验的相关研究（皆藤章，1990、1991）；

风景构成法与沙盘游戏疗法的比较研究（弘田洋二等，1988、1998；增井起代子，2010；皆藤章，1991）；

风景构成法与蛇象征技法（SST）的比较研究（藤田裕司，1993；木南千枝，1996）；

风景构成法与语句完成测试的相关研究（植田纹子，1998）等；

风景构成法与脑波变化的比较研究（向井，1984）；

风景构成法与多种艺术疗法分别比较研究（市桥，1984）；

风景构成法与房屋绘画法的比较研究（井上，1984）；

风景构成法与印象造型法的比较研究（后藤，1984），

风景构成法与P－F测试的比较研究（大石，1988）；

风景构成法与罗夏墨迹测试、人物课题画的比较研究（井上，1979）；

风景构成法与树木人格测试的比较研究（皆藤章，2004）等……

更多的调查性研究则在各年龄段学生风景构成作品的特点以及对特定人群实施的风景构成法与临床效果：如清水信介（1987）介绍了因厌学而拒绝去学校的中学生的风景构成作品中区别于正常上学孩子的象征项目及特点；

弘田长屋（1988）分析神经症逃学儿童的风景构成作品，探讨风景构成法的诊断效果；

柳沢和彦等四位研究者在1999年、2000年做的四个连续相关研究，分析了幼儿园儿童在风景构成法中风景的构成3阶段及作品特点，以及小学生风景构成作品中"河流"这一项的分类及特点；

除了在日常的咨询工作中风景构成法的运用，还有试图将风景构成法这一治疗技术应用在日常学科教育中的相关研究（村上久美子，1994）；

樱井育子（1994）则将风景构成法运用在家族愿望高出自身能力的部分学生群体的风景构成作品的特点以及在咨询中的应用；

高桥阿理寺等四人（2001、2003）发表了一系列文章指出从幼儿园到大学生风景构成种类，河流的分类，以及与日本浮世绘作品中河流分类的对比研究、与沙盘的对比研究等；

萩原可奈等三人（2009）研究了在中程度竞技运动中运动员的风景构成特点；亦有青年期大量被试者风景构成作品中石头的位置及特点的研究（运上司子，2009）；也有将风景构成法应用在老年人中的文献发表（浅田刚正，2010）……

可见，目前的风景构成法已不仅仅作为一种精神病患者的临床治疗，更不仅仅是沙盘游戏的预备测试，而是成为一种有效的心理技法，用于各种人群的性格、人际交往、目标测试，以及各种情绪困扰或对咨询有阻抗的人员，可以显示绘画者的潜意识需求及困扰，对咨询、教育、治疗等有很大的贡献，在日本、美国、韩国、印度尼西亚等都有研究。

（2）国内的LMT研究

国内的风景构成法研究可以说几乎没有，除了吉沅洪教授翻译的皆藤章所著

中文版《风景构成法——一种独具特色的绘画心理治疗》，以及杨东所著《艺术疗法——操作技法与经典案例》中的简要介绍，再无其他书籍。截至 2013 年 6 月，用中英文"风景构成法"在 CNKI 上搜到 0 篇文章，在百度上用"风景构成法"搜到相关 17 条网站资料，其中：11 条为皆藤章的书的销售网站，2 条来自博客，1 条来自论坛，但是没有任何回复，1 条为工作坊日程，用英文搜到两篇链接的日文文章摘要；谷歌图书中找到两本日文书，作者均为皆藤章，介绍性书以及一本案例集。截至 2017 年 4 月，用中英文"风景构成法"在 CNKI 上搜到 1 篇相关文章，为 2008 年皆藤章先在第五届世界心理治疗大会上发表的工作坊文件；在百度上已能搜索出 79600 条相关信息，其中第 4 条即为笔者的关于风景构成法研究的硕士论文。

事实上，风景构成法最早介绍到中国，是 2005 年 8 月在苏州召开的第五届华人心理学家大会；同年秋天，吉沅洪在苏州举办三天的投射测试工作坊，其中包括风景构成法；之后杨东编著的《艺术疗法——操作技法与经典案例》中介绍了风景构成法；2007 年在苏州召开的中国首届表达性心理治疗和心理剧国际学术研讨会①上，大杉惠子②主持了风景构成法心理治疗的介绍和实践工作坊；2008 年在北京召开的第五届国际心理疗法学术研讨会上，更是由皆藤章亲自主持了风景构成法的工作坊。

但是这些短时间的工作坊似乎没有引起学术界的重视，更没有引发学术研究。我想，原因在于这两个小时的工作坊，参与者只有体验与分享的经历，完全无法学会如何解读，而目前国内高校学术成员大多是精通英文，而日文尚缺，造成了语言障碍，再者日本文献的版权保护较好，若不是精心查找、细心比对、花大时间查找文献，基本是找不到可用文献，这些都造成国内关于风景构成法的研究几乎为零。即使现在可能 LMT 已被应用多次（百度上 79600 条信息说明了这一点），但研究却仍为零，可见研究的难度，数据整理和统计的难度也加剧了这一现状。

---

① 中国首届表达性心理治疗和心理剧国际学术研讨会. 2007 年 8 月 4 日到 7 日. 工作坊：风景构成法心理治疗的介绍和实践. 时间：2007 年 8 月 6 日上午 9 点到 12 点. 地点：苏大东校区东教楼 203 教室. 讲师大杉惠子.

② 大杉惠子生于 1955 年，广岛大学研究生院生物圈科学研究科硕士课程毕业，临床心理师. 1998 年开始任职于木村神经内科医院（主要的工作内容：心理测试和心理疗法）、2002 年开始担任广岛市立安佐中学心理咨询员、2003 年开始担任广岛市立大学学生咨询员.

第三章　风景构成法的解释系统

在研究过风景构成法的发展、国内外研究概况和理论基础之后，其解释系统变成我们关注的焦点，只有对 LMT 的解释有初步认识，才有可能对其研究与运用。

这里需要指出的是，在风景构成法的标准化解释系统尚未建立的现在，本研究以下总结的内容只作为风景构成法在中国运用的一个解释性参考。

本章基于对"内心空间由投射空间和构成空间组成"的认同，并按照这两点进行风景构成法解释系统的初步总结。

第一节　"风景构成"绘画疗法的普适性解释系统

LMT 作为绘画艺术疗法，有全部的绘画特性，故可沿用所有绘画疗法都必须考虑的构图指标和要素，如构图、笔触、位置、颜色等，且最好仔细观察绘画者的一言一行、一举一动、涂改次数、描绘速度及交谈内容等，这些都可以作为分析、解释的辅助指标[①]。

可以说每一个潜意识的呈现也就是绘画作品中的每一条线、每一个阴影、每一个点都有自己独特的生命力，我们在解释绘画者作品时，应该要注重倾听。

以下，只介绍关于绘画测验基础的心理学分析，即从画的基调、大小、位置、用笔力度、线条特征进行分析，这些分析来自于严文华《心理画外音》[②]与朱锦凤《画人测验的实作与解读》[③]、Burns《心理投射技巧与分析》[④]，以及其余国内外研究文献的综合结果，在此感谢各位前辈的研究与努力！

（1）画图面积大小

图画的大小代表本我及自尊，反映了绘画者想要凸显表现自我能力、引起注

① 朱锦凤.《画人测验的实作与解读》[M]. 台北：心理出版社. 2010 年 9 月版. 1.

② 严文华.《心理画外音》[M]. 上海：上海锦绣文章出版社. 2011 年 6 月版. 265～269.

③ 朱锦凤.《画人测验的实作与解读》[M]. 台北：心理出版社. 2010 年 9 月版. 5～114.

④ Robert. C. Burns 著. 梁汉华，黄璨瑛译.《心理投射技巧分析》[M]. 台北：扬智文化事业股份有限公司. 2000 年 1 月版.

意的程度。

①画面非常大

有可能表示一种攻击性倾向；有可能因为内心的无力感而表现出的外在防御机制；表现出情绪化、躁动的倾向；也可能是一种正向的象征：自尊、表现欲望、行动力、问题解决能力和成就需求；有自己的主见，做事和作风比较强势，不喜欢顺从和配合别人等。

②画面非常小

表现出画者自我评价较低，缺乏自信心，需要他人的肯定；表现出拘谨；可能有胆怯和害羞的倾向；可能缺乏安全感；可能情绪低落；可能有退缩的倾向；可能表现了人际疏离；不喜欢表现自己，经常以别人的意见为主；自我成就的需求弱；对生命缺乏积极和热情，没有野心等。

画面在纸的上方且较小时，表现出作者心理能量较低。

（2）画面空间位置

①处于纸的中间，这是最普遍的情况，它代表了安全感；处于纸的正中央，可能表明没有安全感，在人际关系上比较固执。

②处于纸的上部，表明高层次的抱负，会努力达到目标；也可能代表一种乐观，有时是一种不合理的乐观。

③处于纸的下部，没有安全感，或缺乏自信，需要外部支持；依赖他人，害怕独立；逃避尝试新的东西，或者沉迷在幻想中。代表一种匮乏感，情绪低落倾向或悲观主义倾向。

（3）用笔力度

用笔力度即笔触轻重，反映了人们的个性、特质和意志力。

①有力的笔触：表示思维敏捷、自信、果断；固执，别人不容易改变他的想法；主观意识强；强迫性格的可能性；压抑，完美主义倾向等。

②特别用力：可能代表自信、有能量、有信心；可能代表神经绷紧；可能代表攻击性或脾气暴躁；可能代表器质型病变，如脑炎、癫痫等；可能代表压抑、焦虑、强迫和固着。

③轻微力度：可能代表犹豫不决、畏缩、害怕、没有安全感；可能代表不能适应环境；可能代表低能量水平；可能代表不稳定、容易改变、缺乏自信；做事缺乏果断及安全感，保守，不喜欢决策；开放性及行动力不足等。

④断续、弯曲的笔触：表示犹豫不决；表示依赖和情绪化倾向；代表柔弱与顺从。

（4）线条品质

线条特征是图画的基本元素，不同的线条传递着不同信息。线条品质代表自我要求、自我约束及与人应对进退的严谨态度、做事的责任感和社会适应。

①长的、好的线条品质：表示能较好地控制自己的行为，有时会压抑自己；细心有责任感；安分守己，社会适应力好。

②短的、断续的、不好的线条品质：短而断续的线条表示冲动性，代表自由和自我防卫；不喜欢被束缚，不喜欢一成不变的生活状态；个性有弹性；若不好的线条品质伴随杂线出现，则表示有不安全感，自我约束差，比较多虑。

③明显的线条方向：

强调横向直线代表无力、害怕、自我保护倾向或女性化；

强调竖向直线代表自信、果断；

线条过于僵硬代表固执或攻击性；

不断改变笔触的方向代表缺乏安全感。

（5）整体比例

①整体比例较好：自我功能较好，逻辑思考能力强，有现实感。

②整体比例差：自我功能差，适应能力差，现实感不足，可能暗示脑部器质性损伤。

（6）颜色

如果过度使用一些颜色，可能代表以下信息：

①过度使用红色，可能与愤怒情绪有关；

②过度使用暗色系，可能与忧郁情绪有关；

③过度使用鲜艳颜色，可能有急躁症倾向；

④过度使用很淡的、几乎看不清的颜色，可能想要隐藏自己。

一幅画中使用颜色的多少，也有不同信息：

①如是单色或两种颜色，整体来说表面淡漠；

②如是三色至五色，则是正常的、大多数人的选择；

③如果超过五色，则要寻找原因，因为超过五色，图画会显得繁复，可能有一种急躁倾向。需要询问具体原因。

很多学者提到颜色心理学意义。罗夏提出颜色是人们情绪生活的核心，由此他在墨迹测试中使用了彩色图案。但也有学者提出人们对于颜色的感受具有不确定性和多变性，所以对于颜色的解释是主观的。一般说来，暖色调象征温暖、热情、能量，冷色调象征冷漠、无能量。但对于每一种颜色代表什么意义，可以更多地倾听作画者自己的解读。

（7）最先画的部位或事物，是作画者最关注的方面。

（8）如果有很多涂改的痕迹，表明作画者犹豫不决、优柔寡断或追求完美的个性，或是对自己不满，或是情绪焦虑，或是想要隐瞒真实自我。如果作画者花了很长时间去画一幅画，表明作画者不愿意表现真实自我，在把哪些方面表现出来、如何表现等方面思虑过多。

（9）如果作画者对自己的画不满意，可能有这几种情况：把不满意的画撕掉，这表明作画者追求完美的倾向；在画得不满意的画稿上继续作画，这表明作者为达到目的不在意挫折。

（10）如果作画者画到中间时要求换纸，有时是因为被画出来的真实内容吓一跳，重新画其实是进行整饰的过程。

第二节　风景构成法的投射空间内容解读

除了在绘画艺术疗法中介绍的可用于所有绘画作品解读参考的各种指标，风景构成法拥有更丰富和更全面的项目指标，而能达到从更多方面的信息来判断绘画者的人格的目的，其判断依据较全面；每个项目都有它的象征意义，每一个风景项目都"与绘画者的灵魂息息相关"。

河合隼雄（1984）曾总结了每个风景项目的象征涵义，但那是建立在日本的文化基础上的，在将风景构成法引入中国的时候，我们需要更切合中国文化和实际的象征涵义，事实上"各个风景项目的象征意义在象征辞典中都能找到对应的解释"[1]，故本小节综合各象征书籍中风景项目的描述，总结涵义，主要参考著作为《世界文化象征辞典》[2][3]《中国文化象征辞典》[4]《符号与象征》[5]《象征符

① 山中康裕，饭森真喜雄，德田良仁等.《艺术疗法》[M]. 南京：江苏教育出版社. 2010年3月版. 19.

② （德）汉斯·比德曼著，刘玉红等译.《世界文化象征辞典》[M]. 桂林：漓江出版社. 1999年12月版.

③ （法）让·谢瓦利埃，兰·海尔布兰特著.《世界文化象征辞典》[M]. 长沙：湖南文艺出版社. 1992年7月版.

④ （美）W. 艾伯哈德著，陈建宪译.《中国文化象征词典》[M]. 长沙：湖南文艺出版社. 1990年6月版.

⑤ （英）M. 布鲁斯·米特福德，F. 威尔金森著，周继岚译.《符号与象征》[M]. 北京：三联书店. 2010年3月版.

号插图百科》①《中国象征文化图志》②《中国象征辞典》③《易经的奥秘》④《绘画心理测验与心理分析》⑤《沙盘游戏中的治愈与转化：创造过程中的呈现》⑥《沙盘游戏与心理疾病的治疗》⑦ 等。

（1）河

在 LMT 中，河流即是水，水作为生命元素，在象征体系中占有重要地位，一般被认为与无意识、灵魂、感情和生命的流动有关，象征女性、阴柔、丰饶、多产、无意识的混沌状态等。而不同的水的形态和存在形式都有独特的象征意义，如海洋可象征给予生命的能量，被比喻为地球的子宫，与死亡和超自然的力量联系在一起；而河流通常象征时间、历史、寿命，或一种界限；湖泊象征平静、沉思、智慧、消极、创造等；井水或山泉象征愿望、预知、生命之源；瀑布象征圣洁与无常等。

（2）山

山是土地存在的其中一种形式，因为其"高"，往往被视为神灵、精神和预言，而被人崇慕和崇拜、敬畏，象征古老、神秘与挑战，与人的完全自觉的状态联系在一起。可以代表支持、抱负以及所遇到的障碍，根据山的形态可以判断绘画者对前途、障碍或目标实现的看法⑧。

在中国水墨山水画中，以山、水为主，而使得这两项有中国人自己的象征，山与水的艺术象征表达了某些特定的精神境界，所谓由自然空间转移到心灵空间、由艺术领域上升到精神世界的高妙境界。"水阴山阳"，分别代表《易经》中的阴与阳、坎（欠土坎坷）卦与艮（适可而止）卦，并互为对应，表明了"天地与我并生，万物与我为一"（庄子）、"太极"（易经）的中华思想。山水画中寄寓

① （英）M. 奥康奈尔，L. 艾瑞著，余世燕译.《象征符号插图百科》[M]. 汕头：汕头大学出版社. 2009 年 9 月版.
② 居阅时，高福进等著.《中国象征文化图志》[M]. 济南：山东画报出版社. 2010 年 7 月版.
③ 刘锡诚，王文宝主编.《中国象征辞典》[M]. 天津：天津教育出版社. 1991 年 12 月版.
④ 曾仕强.《易经的奥秘》[CD]. 中央电视台《百家讲坛》视频.
⑤ 陈侃.《绘画心理测验与心理分析》[M]. 广东高等教育出版社. 2009 年 7 月版.
⑥ 茹思·安曼.《沙盘游戏中的治愈与转化：创造过程中的呈现》[M]. 广东高等教育出版社. 2006 年 3 月版.
⑦ 伊娃·帕蒂丝·肇嘉.《沙盘游戏与心理疾病的治疗》[M]. 广东高等教育出版社. 2006 年 9 月版.
⑧ 严文华.《心理画外音》[M]. 上海：上海锦绣文章出版社. 2011 年 6 月版. 171.

了绘画者的追求，无论是超然、洒脱还是独立、自由，可以认为，山是一种目标、保护、安全、追求、挑战与艰辛的象征。

（3）路

在 LMT 中，河与路分别被作为无意识与意识的象征，而"河与路的混淆"被认为是意识水平下降得很严重[①]。事实上，路或者路程被用来象征对物质和精神上进步的追求，即为了达到个体对物质和精神的追求而形成的意识上的认知与努力，可以说是个体的人生的选择与追求。房门口的路表示与外界沟通的意愿，伸向远方的路表示有可能实现目标的自信[②]，而十字路口作为路的一部分，被认为标志着重要的选择点，是转折点、危险、机会、变化与转型的象征。路上的交通工具，如小车、公交车、火车与飞机，也都有自己的象征意义，如开车象征有意识地控制人生方向，可以是安全与危险、顺从与叛逆、方向与迷失的象征；公交车与社会有关，火车与规则有关，飞行与精神追求、自由、独立、效率有关。

（4）田

田是土地的一种存在形式，是有生命的实体，被认为是神授的礼物，是人类赖以维持生命的资本。田地是个体的资产也是社会的分享，犁田是一种为了丰收而做的努力。事实上，在古代，犁田是神圣的行为，更因为犁的主动性和田的被动性，犁田这一行为被认为象征着性行为，异教包括希腊神话中都有在田野举行性交以祈求丰产的仪式，也被认为是个体财产的获得与储藏。

（5）房

房子是自我的象征，代表一个人的内心本质，个体所绘画的房子可以用来象征个体的态度与精神结构。房子还是家的代表，是渴望自己归属的地方[③]，也代表地位、特权，以及人与社会、自然的关系。房子的方形可能象征人类把自己强加给自然的欲望。房子的各个部分都有自己的象征，如房子外部形态是个体的外在个性，门窗表示个体与外界的联系，阁楼与地下室代表精神的提升与无意识状态，烟囱代表从封闭中得到释放或对性的困惑，房顶象征女性与庇护或者幻想，阳台象征矛盾与神秘等。

---

① 皆藤章著，吉沅洪等译.《风景构成法——一种独具特色的绘画心理疗法》[M]. 北京：中国轻工业出版社. 2011 年 5 月版. 31.

② 严文华.《心理画外音》[M]. 上海：上海锦绣文章出版社. 2011 年 6 月版. 171.

③ 同上.

（6）树

树作为一种植物，与大地、生命的循环有关，而树木多为生命、繁荣、健康、长寿、力量的象征；是重要的原型象征，与天、地、人有关。不同树的存在形式象征意义不同：如森林代表恐怖、精神修行、未知、黑暗、神秘与阴柔，暗喻向成年的过渡；柳树可用以代表送别、留恋、哀悼、柔弱等。值得注意的是，事实上，绘画艺术疗法中已有非常成熟的对画树测验的标准评分系统，但是，根据研究发现①，树木人格测试法的指标不能直接应用于风景构成法，尤其是细节的描画指标。

（7）人

由人的绘画形象可以推测绘画者对自我的认识，对异性的认识等。古代，人体被认为是微观宇宙，而中国古代认为身体健康是阴阳的平衡。人体的各个部分都有不同的象征涵义，如头部象征生命力、智慧与灵性；头发象征生殖力和力量，松开的头发代表贞洁、爱和谦卑；眼睛象征洞察力和远见；耳朵代表聆听；胳膊象征力量、权力、保护和公正；手表示保护、创造、权力、力量；腿象征繁荣、重生；脚代表灵活性和"坚实的基础"等……关于这些象征意义，在每一本象征的书籍中都能找到，而在画人测验中可推测的，在任何一本绘画测验的书中都可以找到②，但是同样的，因为在风景中的人与单个的绘人测验或是房树人中的人不同，有风景背景影响，所以也不能直接应用这些系统评分指标到风景构成法中。

事实上，关于房、树、人的意象，做得很好的是统和性房树人绘画测验，即伯斯发明的 KHTP，根据伯斯（Robert Burns，1987）③ 的观点，在"动态房树人图"中，房屋代表我们的生命实体，代表家庭和安全感，反映了他们的家庭状况和与兄弟姐妹间的关系；对于结了婚的成年人而言，房子绘画则还可能反映与配偶的关系。树象征着生命的能量、能量水平和能量的方向，代表自我的成长，个体自己几乎无意识感到的自我形象、姿态，可显示出个体的精神及性的成熟性。人象征自我形象，代表我们与家庭成员的互动关系，代表人际沟通。总之，树和人都反映了关于人格的核心部分。当然每一个意象的不同特征

① 皆藤章著，吉沅洪等译.《风景构成法——一种独具特色的绘画心理疗法》［M］. 北京：中国轻工业出版社. 2011 年 5 月版. 203～209.

② 朱锦凤.《画人测验的实作与解读》［M］. 台北：心理出版社. 2010 年 9 月版.

③ 罗伯特·伯斯著，梁汉华，黄璨瑛译.《心理投射技巧分析》［M］. 台北：扬智文化事业股份有限公司. 2000 年 1 月版.

和不同形象均有不同的象征意义。由此可见，树还具有的直接含义是个体与环境的关系，具有生命意义的象征，所以可称为生命树，表现出个体生命成长的历程。

（8）花

鲜花可以是一系列人类体验的象征，人们用鲜花代表爱情、谢意、成就与纪念，鲜花象征一个生长周期的顶峰和最高成就，也代表被动的力量和女性的本质，是实际的美丽，也是物质、精神层面的美丽。不同的花卉因为其颜色、气味、外观等的不同，其象征意义也不同，可用花代表某种特定的情感与愿望。这些不同的象征我们可以在"花语"中找到，不同文化有不同象征，如菊花在日本代表皇室，是长寿、财富和幸福的象征，而在西方则表示颓废、死亡和祭奠。但花的状态象征意义是共同的，如花苞代表成长的力量与愿望的孕育，盛放的鲜花代表成就与顶峰，凋谢的鲜花代表衰弱与老去。

（9）动物

动物象征着阴影和本能，其力量就如囚困在未知世界的存在。动物的象征意义，也总是与富裕、生产、生老病死和重生相联系，有些被视为智慧和力量的来源、好运或厄运的征兆、进入其他世界的守护者或引路者，同时也是人性的象征性代表，他们触及宇宙的各个层次。在绘画作品中，动物的象征涵义都与人的品性有关，可以代表个体性格中的一部分。不同的动物也有不同的象征意义，如狗代表忠实、保护和陪护，通常与死亡和灵界有关；猫的象征意义则"亦正亦邪"，家猫是月亮与黑暗的化身，代表孤傲等。

除了狗和猫，常出现在风景构成图中的动物还有：牛、马、蛇、鸟等。

①牛[①]：在中国，牛被用来比喻某些脾气和性情如牛脾气，在西方牛用于象征难以驯服和冲动不节制。但最通常的，牛被用来比喻憨厚、忠实、勤劳和温情等。更有对牛弹琴等词语用来形容牛的粗俗与不雅。但是也有说人"很牛"来表示勇气、力量、强大等。可以从三个方面理解牛的象征：a. 本能的驯化及征服；b. 阴暗面的整合途径；c. 滋养与繁衍的象征[②]。

① 陈侃.《绘画心理测验与心理分析》[M]. 广东高等教育出版社. 2009 年 7 月版. 99～105.

② 茹思·安曼.《沙盘游戏中的治愈与转化：创造过程中的呈现》[M]. 广东高等教育出版社. 2006 年 3 月版. 87.

②蛇①：古老的自然治愈能量的象征，可以帮助伤口愈合②，蛇的出现意味着转换和改变。弗洛伊德认为，蛇代表男性生殖器，所以蛇的出现可能联系个体对自身性别认同的发展、性心理的障碍或者是性生理的疾病等。蛇还联系阴暗的原始恐惧，对死亡的恐惧，以及对生命和打破性禁忌的恐惧。蛇具有的象征意义可以说是所有动物中最为丰富的：a. 蛇与阴性的象征；b. 蛇联系消极的女性意象；c. 蛇与阴暗和恐惧的联系；d. 对蛇的敬畏与信仰；e. 蛇联系的大母神；f. 蛇与生命的守卫；g. 死亡与重生永生；h. 蛇象征沟通交流。值得一提的是，若风景绘画中出现蛇、龙、蝴蝶、青蛙等转化类动物，预示着希望、重生与转化③。

③鸟④：鸟自古以来便出现在世界各地的宗教信仰和神秘仪式当中，是自性与灵性、转化与升华、分离与成长、性以及生殖器的象征。不同鸟各有自己的隐喻：凤凰代表高贵祥瑞以及阴阳的和谐美满，乌鸦代表黑暗、死亡或智慧，喜鹊代表强迫占有或喜庆，燕子代表亲情的思念或四季循回，白鸽象征和平、零星、灵感和爱欲升华等等。鹈鹕是父母之爱的象征，预示着自性和父母原型的激活⑤，也可象征父母关爱体验的匮乏。

④马⑥：马是善良、有益的，常作为自性中的治愈方面而出现，马常被当作一种守护者形象，带出了生命力和动力。可用以代表男性精神和男性的阳刚，同时也与阴性消极的环境和对母亲的否定有关⑦。而白马还能用以象征光明、精神的力量⑧。

在与风景构成法类似的沙盘中认为：若动物朝向为左，是正常的，若朝向右

① 陈侃.《绘画心理测验与心理分析》[M]. 广东高等教育出版社. 2009 年 7 月版. 106～111.

② 茹思·安曼.《沙盘游戏中的治愈与转化：创造过程中的呈现》[M]. 广东高等教育出版社. 2006 年 3 月版. 64.

③ 伊娃·帕蒂丝·肇嘉.《沙盘游戏与心理疾病的治疗》[M]. 广东高等教育出版社. 2006 年 9 月版. 89.

④ 陈侃.《绘画心理测验与心理分析》[M]. 广东高等教育出版社. 2009 年 7 月版. 112～116.

⑤ 伊娃·帕蒂丝·肇嘉.《沙盘游戏与心理疾病的治疗》[M]. 广东高等教育出版社. 2006 年 9 月版. 73.

⑥ 同上. 70.

⑦ 同上. 114.

⑧ 茹思·安曼.《沙盘游戏中的治愈与转化：创造过程中的呈现》[M]. 广东高等教育出版社. 2006 年 3 月版. 108.

则可能表明远离自我的方向，潜藏着某种不愿意面对的痛苦感受①。

（10）石

石头是土地的另外一种存在方式，岩石象征坚固、稳固、可靠和永恒，有时候也代表障碍，更多的时候与神或精灵有关，古罗马人崇拜的自然与生育女神，相传就是从黑色陨石中诞生的，波斯人相信光明与公义之神也是从石头中诞生，而中国文化中也有从石头中诞生的神灵等传说，如《西游记》里孙悟空即是从石头中诞生的石猴，即任何一个文化都有这样一种象征：石头可以吸收日月、天地的强大能量。

（11）任何想添加的东西

最常见的附加物如太阳表示温暖、希望、活力、激情、权威、未分裂的自我、生命能量等②，若太阳过分耀眼，则代表人远离身体真实性③；月亮表示忧郁、启迪、死亡、重生、困惑、女性、母亲、内在的智慧、时间循环等；星星象征保护、守护、希望、剥夺等；云代表焦虑与忧郁等。

事实上，绘画艺术疗法虽然已较成熟且已形成标准化的解读，仍然很少作为单独的测试来评价作画者，因为其任意性，即使再标准化，也难免会有疏漏而不全面。风景构成法也同样，我们在分析风景作品时，要竭力考虑所有指标和要素，不仅考虑其构图、笔触、位置、颜色等，还要考虑各个项目并综合考虑作画者的年龄、社会文化背景、情绪状况、主要问题等，而不能依据单一的标准，否则将忽略掉可能投射出的对于个体来说独特的信息，否则就是不准确、不完整和危险的。

尤其是 LMT 的解读尚未形成系统，但是就因为这种不系统，使得对 LMT 作品的绘画不只是依赖现成的单一的标准，而是要求主试者不仅考察意象的象征意义，更重视绘画过程以及绘画者在过程中的表现，甚至是主试者对绘画者 LMT 作品的感悟与直觉！

同时，LMT 非常强调绘画者的自我表达，建议一定要注意倾听，尽可能多方面地、完整地了解来访者（河合隼雄，1984），倾听来访者对自己所绘画的自我表达（中井久夫，1990)④。

---

① 陈侃.《绘画心理测验与心理分析》[M].广东高等教育出版社.2009 年 7 月版.120.

② 茹思·安曼.《沙盘游戏中的治愈与转化：创造过程中的呈现》[M].广东高等教育出版社.2006 年 3 月版.52～53.

③ 茹思·安曼.《沙盘游戏中的治愈与转化：创造过程中的呈现》[M].广东高等教育出版社.2006 年 3 月版.56.

④ 皆藤章著，吉沅洪等译.《风景构成法——一种独具特色的绘画心理疗法》[M].北京：中国轻工业出版社.2011 年 5 月版.25.

第三节　风景构成法的构成空间内容解读

在绘画艺术疗法中，绘画是介于咨询师和来访者之间的一种艺术媒介，"从本质上说，绘画作品是一个超越咨询师——患者双方个人经验的东西，它是一个第三者，作为中间媒介在治疗中起主导作用"①，所以对这个中间媒介加以更好的解释，有助于治疗的有效性。

与任何一种绘画艺术疗法相比，LMT 的结构化、构成性都是无可比拟的，而这也是 LMT 的治疗意义所在，和涂鸦法相比，LMT 更安全，在治疗初期可以用来评估治疗的可能性，推测来访者身上存在的问题等（中井久夫，1970、1971、1972）。

内心空间一般可以分为投射空间或者构成空间。投射空间具有内在空间的性质，没有特定的间隔、水平线或者远景，距离是浮动变化的，而且前面充满了具体的事物形象。构成空间具有外在空间性质，会预先设定水平线或者远景，距离是固定好的，根据外面的框架，会有中心、周围、上下、左右这样的空间结构。

绘画时让患者描绘构成空间，对于自己的空间"框架"已经紊乱、时间概念已经混乱的分裂症患者来说具有很大的治疗意义。构成空间具有固定的距离，以这个距离作为媒介可以探索患者的内心世界。②

LMT 的独特性在于，它要求绘画者在画好框的画纸上，依次按顺序绘画11 个风景项目，并要求使之构成一幅整体的风景。画风景时，来访者描绘的线索源于内心的风景意象，根据这个内心意象试图把风景项目定位到画纸这个"构成性空间"中，并不得不仰赖他们心中的"内在空间基准"，即"世界图式"（卫藤，1985），也就是说，风景意象就是"以世界图式为出发点……展现出来的空间"③。

---

①　皆藤章著，吉沅洪等译.《风景构成法——一种独具特色的绘画心理疗法》［M］. 北京：中国轻工业出版社. 2011 年 5 月版. 6.

②　山中康裕，饭森真喜雄，德田良仁等.《艺术疗法》［M］. 南京：江苏教育出版社. 2010 年 3 月版. 49.

③　皆藤章著，吉沅洪等译.《风景构成法——一种独具特色的绘画心理疗法》［M］. 北京：中国轻工业出版社. 2011 年 5 月版. 25.

风景构成法的治疗意义在于能够将彼此关联的风景项目一个一个、若无其事地引导出来，然后让患者自觉地调整项目间的距离，达到修正患者空间结构的目的。对于分裂症患者来说，使用风景构成法，在给出画面的主题之后，再把一个个项目罗列出来，让患者把它们用合适的方式搭配起来，引导他们构成图画，这就是这个技巧的治疗意义所在。以风景构成法为代表的图画构成法，侧重强化空间构成方面的治疗，这是这种疗法最大的治疗意义。

能够让人感受到上下、左右和距离等空间结构的风景构成法，可以帮助患者重新构建精神世界中的结构，能够通过意象表达激发出患者的自我治疗能量。这里的重点是，要使用简单的含义不多的绘画让患者投入进来。在绘画中，不给患者强加一些特别的含义，让他们尽自己所能地自由创作。他们可以表达出来的涵义会慢慢增长，患者的空间、时间、语言结构会慢慢恢复。

这些技巧，通过意象和语言的交替进行，能够增强患者的语言能力，引导治疗向用更多语言进行交流的方向变化。绘画疗法可以很好地填补言语治疗和非言语治疗之间的空白。[①]

而关于这种由绘画者的"世界图式"而形成的平面上的LMT"构成空间"的解读，则主要依赖已有的艺术疗法的空间图式以及沙盘的空间解读系统。事实上，使用要求的风景项目来构造一幅风景图的构成过程，与沙盘游戏疗法中使用沙盘道具项目构成一个完整沙盘的构成过程，是有异曲同工之妙的，于是，被当成是沙盘疗法的预备测试而发明，用以判断是否适合进行沙盘游戏。可以说，LMT是纸上沙盘，却比沙盘简单而方便，而且并不局限于场地、沙盘和道具，这就是为什么有了沙盘后还需要LMT的原因。

由此，沙盘游戏疗法的某些构成特性，风景构成法也同样具有：

沙盘游戏的基本思想是自由与保护、治愈与发展，以及发展与创造，在游戏当中平衡外在现实和内在现实[②]，可与已经倒退了的病人之间建立非共谋性的分

① 山中康裕，饭森真喜雄，德田良仁等.《艺术疗法》[M]. 南京：江苏教育出版社. 2010年3月版. 50~51.

② 茹思·安曼.《沙盘游戏中的治愈与转化：创造过程中的呈现》[M]. 广东高等教育出版社. 2006年3月版. 74.

析关系①，使之意识得到放松，心灵走向有效的自我调节②，从而让心理治疗师或分析师能够与接受分析者的内在生命建立直接而深入的接触和沟通③，达到培养自信与人格、发展想象力和创造力等，更能帮助绘画者自性的成长和心性的发展，以使绘画者获得真实的自性化体验④。

申荷永将沙盘游戏的构成过程总结为：得之于心、应之于手、形之于沙。应用于风景构成法中即是：得之于心、应之于笔、形之于画。

得之于心：当绘画者被要求绘画风景项目时，绘画者需要思考和选择这个项目的意象，这种选择是双向的，至少也是无意识透过脑中的意象，让你来表现其存在的意义和作用。

应之于笔：双手接受了来自无意识的流动⑤，绘画者并借助画笔勾画无形的内在感受。画笔留下的任何迹象，如笔触轻重、线条品质好坏等都可以成为心理分析的内容。透过这些形式的背后就是心理的意义，或者是无意识的存在与表现。

形之于画：绘画者最终形成一幅画，透过那图画的形式，可以感受发自心底的表述，在感受其无意识的自发显现。图画使用无意识心理学的象征性语言在"说话"。

情绪和情感被掩藏得越深，就越远离我们的意识、人格，但却离无意识越近，使得画笔成为连接内在和外在、心灵和物质、内在意向和实际创造之间的媒介，通过画笔的描绘，存在的能量在绘画中成形，在风景构成法中，随时准备着进行物质与精神间的相互转化⑥。风景构成法也同样，无意识的意象在内心与画纸间转化，这是风景构成法构成的治疗意义所在，构成风景的过程中，绘画者内心的意象也在构成和变化，通过外化的过程再内化。

---

① 伊娃·帕蒂丝，肇嘉.《沙盘游戏与心理疾病的治疗》［M］. 广东高等教育出版社. 2006年9月版. 103.

② 茹思·安曼.《沙盘游戏中的治愈与转化：创造过程中的呈现》［M］. 广东高等教育出版社. 2006年3月版. 29.

③ 同上. 前言.

④ 申荷永.《心灵花园——沙盘游戏治疗丛书》［M］. 广东高等教育出版社. 2006年1月版. 总序.

⑤ 茹思·安曼，《沙盘游戏中的治愈与转化：创造过程中的呈现》［M］. 广东高等教育出版社. 2006年3月版. 31.

⑥ 伊娃·帕蒂丝，肇嘉.《沙盘游戏与心理疾病的治疗》［M］. 广东高等教育出版社. 2006年9月版. 11.

对于沙盘的空间现象的象征性诠释指导，以下是很好的指导图①：

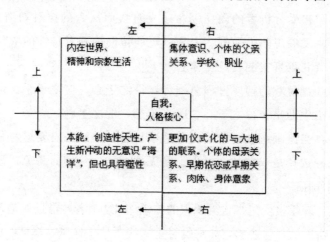

图 3-1 沙盘空间现象的象征性诠释指导图

左方，是更加无意识的一面，内在世界，亲近，亲密关系，冥想方面，发生退行的地方。右方则是更加意识的一面，外在世界，现实，距离，开放，行动方面，向前进的方向运行。以上的象征意义，基于这样一种现实：身体左半部与大脑右半球相关，功能是非言语的、综合的、具体的、不受时间限制的、非理性的、知觉的、情感的、想象的；而身体右半部与大脑的左半球相关，功能是言语的、分析的、抽象的、时间的、理性的、逻辑的、直线思维的。一般来说，新的精神方面的冲动通常由左上方涌现，左下方出现的能量更多地指出了身体和本能的能量的增加。右边代表外在世界，比如分析师对接受分析者的反移情能量可能从右方出现。朝左的运行表明退行，或者他们代表的更可能是能量向无意识回流。这个可能意味着回归到无意识，或者是无意识中能量的回归或汇集，指向一个新的目标、一个新的进程。从左下方到右上方的运动表明了向"生活"、向外在世界的发展，一种从天生的无意识状态到更加文明的意识状态的发展②。从右下方向左下方的运动，表明了一个内在精神世界的发展③。

同时，在绘画艺术疗法、沙盘游戏疗法中，还有很有名的空间象征方面的理

---

① 茹思·安曼，《沙盘游戏中的治愈与转化：创造过程中的呈现》[M]. 广东高等教育出版社. 2006 年 3 月版. 44.

② 茹思·安曼.《沙盘游戏中的治愈与转化：创造过程中的呈现》[M]. 广东高等教育出版社. 2006 年 3 月版. 92.

③ 同上. 44~45.

论如冈田康伸的空间图示：

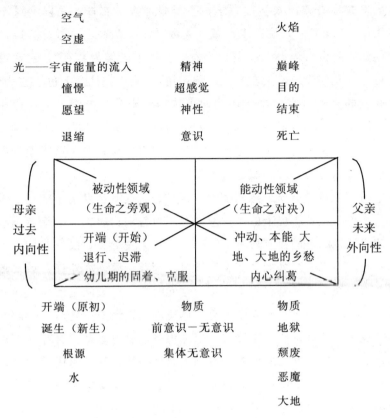

图 3-2　冈田康伸的空间象征图示[①]

这一空间图示曾被科赫（Koch）用于树木人格测试的解释中，也被研究出了更多的解释可能（青木，1990），以及信度、效度（冈田，1984；木村，1985），其左右的分布的文化性也被研究（河合，1984；Tuan，1977），认为中国文化中可能应该相反。而关于左右分布的中国文化性与日本文化性不同，在本书的河流流向分布的人格特性中得到证实。（本书90页）

事实上，日本以右为尊源自我国古代的尊右卑左思想。《汉书·高帝纪下》载："贤赵臣田叔、孟舒等十人，召见与语，汉廷臣无能出其右者。"颜师古注："古者以右为尊，言材用无能过之者，故云不出其右也。"宋孝宗《经进东坡文集序》："东坡忠言谠论，立朝大节，一时廷臣无出其右。"在社会上也以右为尊为

①　皆藤章著，吉沅洪等译.《风景构成法——一种独具特色的绘画心理疗法》［M］. 北京：中国轻工业出版社. 2011年5月版. 30.

尚；高级职位称右职；崇尚武功称右武；崇尚文治称右文；豪门大族称右族、右姓；皇帝的贵戚称右戚；太学称右学；甚至服饰都是右衽，尤以秦汉服饰为代表。而左为卑，《汉书·诸侯王表》载，武帝时作"左官之律"，注曰："汉时依上古法，朝廷之列以右为尊，故谓降为左迁。仕于诸侯为左官"，白居易《琵琶行》序中就有"元和十年，余左迁九江郡司马"。同样在社会上也以左为低为卑：低于中央政权的官称左官；左顾还是谢人过访的谦词；差错，错误称左计；不顺、不和，称相左；邪，不正，称左道；不帮助、反对、不当、不便称左之。日本深受我国汉唐文化影响，很多思想、文化、习俗直接延续了这时期的中国，至今为止，日本都以右为尊，和服也是右衽①。

而在中国，左右的尊卑思想却随着朝代更迭时代变迁发生了变化，慢慢形成左尊右卑的思想。虽然历史上的中国左右思想也曾因为时期、统治者、政治军事生活、吉凶等领域的不同而有所不同②③④，但从主流上看，汉唐时期，汉人以右为尊，同一时期"汉人"外的"蛮夷"则以左为尊，服饰亦左衽；后来随着边外之族大量涌入中原，尤其是在南宋末年至蒙元时期，汉人的统治地位和文化地位都受到冲击，直至"蛮夷"确立了华夏主体民族的正统地位之后，他们的族群印记也影响了我国的礼教发展，逐渐有了以左为尊的思想蔓延：男尊女卑和以左为尊思想融合而有了男左女右的形制；服饰也改为左衽；到了明代阴阳学兴起并影响深远，道家认为万物负阴抱阳，以左为阳以右为阴，又重新确立了以右为尊的礼教、道统。今之尚左，则自明太祖始⑤，《明史》卷七十二《职官志》中记载："太祖承前制，设中书省，置左、右丞相，正一品。甲辰正月，初置左，右相国，以李善长为右相国，徐达为左相国。洪武元年，命百官礼仪俱尚左，改右相国为左相国，改左相国为右相国。"我们从中可以看出，朱元璋先是承前制而置左右相国，说明明朝以前都还是以右为尊，而在洪武元年，命百官礼仪俱尚左，还把两个相国的位置对调。至此，中国以左为尊，沿袭至今。

也就是说，任何时候，我们要从接受分析者的个人发展水平和实际生活情况入手，具体情况具体分析，而不是光对照一个标准，有时候，沙盘被分为上下两部分，分别表示外部世界和内部世界，而不是左右。

---

① 陈慧.《文化视角下的汉日"左""右"空间隐喻》[J]. 黄冈师范学院学报. 2016. 36 (1). 70～72.

② 康清莲.《左尊右卑的文化内涵》[J]. 晋阳学刊. 2009. 5. 122～124.

③ 杨琳.《左右尊卑文化现象的研究》[J]. 中国文化研究. 1996. 夏 (12). 32～38.

④ 钱书新.《左右尊卑：中国古代的配位文化》[J]. 中华文化论坛. 2013. 4. 31～36.

⑤ 清·赵翼.《陔余丛考·尚左尚右》[M]. 石家庄：河北人民出版社. 1990.

而在中国，当面对儿童时则可能是另一种方式①：

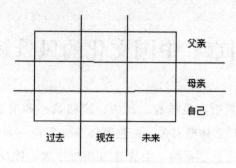

图 3－3　适合儿童的沙盘指导图

也就是说，风景构成法的解释系统尚未完全建立，还在探究以及研究的累积中，在 LMT 的实践运用中，其解释大多依靠沙盘游戏疗法的空间理论以及与风景构成法中项目有关的意象解读，当然还有绘画者自己的解释，这些解释散见于发表的关于 LMT 研究的文章中。

这样的情形有好有坏：好处在于咨询师在解读作品中就不会有先验假设，僵硬死板如计算机一样地对风景项目给以固定的意义并解释，而是根据创作者的故事结合作品中丰富多彩的信息和咨询师微妙的感觉给创作者以指导；坏处在于没有系统的解释体系，让咨询师没有方向感，有时候可能误导或者歪曲绘画者给出的信息。

---

① 沙盘内部培训课程资料.

第四章　中国文化的风景解读

绘画作品是一种投射，是体验、经历、情绪情感和潜意识，甚至原型的投射，这种投射与个人日常体验有关，而这种体验又是在一个文化中形成的。比如每一种文化中的建筑观念都不同：中式建筑相对中庸，体现藏的理念，以山坡、山腰、半山为立项；而欧洲建筑则体现出张扬、孤傲、坦诚的民族性格①。所以，要了解一个人的绘画作品中所展现的东西，了解绘画者的文化及其所在文化中的风景观是十分必要的。

风景构成法是日本人的发明，其必然带有日本风景文化的烙印。虽然从公元6～8世纪开始，中国园林的意蕴对日本园林的发展就产生了很大影响②，但日本在这个基础上兼容并蓄的不断创新，所以，我们中日两国的园林景观与深藏其间的景观文化是不同的，在运用风景构成法时，我们应该了解中国人自己的风景观，以及探讨风景构成法的适用性。

在本章中，我们认为中日风景文化包括中日园林景观文化、山水画甚至书法，我们可以从中日园林景观造景研究中获得中日风景文化异同的概貌。

首先，日本园林对中国园林借鉴最重要的是观念和形式，在观念上：中国古典园林对日本园林最大也是最根本的影响是自然观。在形式上：日本移植了中国古典园林以山水为骨架的园林体格③。

其次，日本景观设计并不完全照搬中国园林，而是在全面吸取中国古典园林精华后，对其进行了结合本国实际条件的独立的自我演化，发展和孕育出日本自己的园林形式和风格，拥有了自己的民族特性。陈从周老先生总结说："中国园林是从人工中见自然，日本园林是从自然中见人工。"中日园林同宗同源却走向了不同的方向：中国园林景观为文人型，园林游览为游居型；而日本园林景观为武僧型，园林游览为静悟型，且相继出现各种特色鲜明的园林景观类型，其中尤以枯山水为代表。所以，在将风景构成法运用在中国时，我们需要更多地了解中

---

① 丁文剑.《现代建筑与古代风水》[M]. 东华大学出版社. 2008 年 1 月版. 100.

② 吴传道.《日本园林对中国古典园林的借鉴与发展对中国景观现代化的启示》[J].《中外建筑》. 2010. 3. 51—52.

③ 同上.

国人自己的风景观、自然观、山水观，通俗讲就是了解中日两国对风景的不同观念和集体潜意识，以此来更好地运用风景构成法。

第一节 中日风景文化同源

一、风景的自然观

中国和日本是一衣带水的邻居，同宗同源的文化，使得两国在哲学渊源、审美情趣、宗教影响等方面有着很大的相关性。古代中国文化对日本的强大影响，包括在园林造景上，中国园林的意蕴对日本园林的发展产生了很大的影响力。

事实上，中日两国的园林都是基于道家思想的自然山水园①。

中国古典园林以自然为师，力求最大限度的再现自然景观及宇宙天地的秩序，在空间布局上则注重大小、显隐、虚实等对立因素的统一，注重景观组合的丰富变化，并保持着良好的生态环境，更追求意境及景物的象征意义②。

最初，这样的自然观来源于《周易》。《周易》对中国古代各门艺术的发展都产生了深刻的影响，《周易》美学思想更是对中国诗文绘画、古典园林艺术起到重大影响作用。《周易》在阴阳二元论基础上对事物运行规律加以论证和描述。曾仕强认为：阴阳就是构成宇宙万事万物最基本的元素，阴阳合一是指阴中有阳，阳中有阴，一体两面，如影随形。真真假假，虚虚实实，就是阴阳。"阴阳是相对的""阴阳会变动""阴阳合一"是阴阳的三个重点③。而"万物负阴抱阳""阴阳相生""天人合一"即是中国园林体的科学观，园林景观建设讲究阴阳和谐，刚柔相济：自然景观与人造景观、暴露与含蓄、山与水、林木与花草、动与静等都是阴阳和谐的方方面面的反应，有收有放④。

然后，这种园林景观的自然观也深受隐逸文化⑤影响：中国几千年封建社会中，士大夫作为一个特殊阶层，以喜好山水田园之乐为名士风尚，而出世、避世的文化形成了"隐逸文化"。由于这样的隐逸文化，无论是山水画、园林景观还是书画诗词，均表现了士大夫寄情山水、隐逸、超脱、独立、自由，退而思政、

① 刘庭风.《中日古典园林比较》[M]. 天津大学出版社. 2003 年.
② 王劲韬.《中国皇家园林叠山研究》[D]. 清华大学博士论文. 2009 年. 30.
③ 曾仕强.《易经的奥秘》[N]. 中央电视台《百家讲坛》视频全集.
④ 华人心声网，http://www.hrxs.com/yjfj/fs/865501.shtml，2011 年 12 月 22 日文，2012，11，4 参考.
⑤ 王健.《"隐逸"文化与中国园林》[J]. 安徽建筑. 2002. 6：20.

隐而待仕的思想，崇尚自然山水园，自然山水画。中国的写意园林本质上与写意山水诗、山水画一样，是文人艺术理想的物化形式①。尤其是魏晋时期，佛教文化的传入以及老庄哲学的流行，中国在造园思想上表现出强烈的雅好自然、追慕文人风范的倾向②，从诸如"聚石引水，有若自然""颇有野致"等当时园林造景的文字表达中可窥一二。这一时期皇家园林山水开始直接以自然为本，以文人品位为追求，宫苑山水开始如实地再现自然真山的意境③。从这之后，中国园林成为理想的微缩自然，追求自然精神境界成为最终和最高目的，从而达到"虽由人作，宛自天开"的审美旨趣，"师法自然，融于自然，顺应自然，表现自然"成为中国古代园林体现"天人合一"民族文化之所在，使得中国园林成为"世界园林之母"。

二、山水骨架风景体型

山水相连的园林构成，不仅是中国古人对他们生息其间的自然环境的模拟，更是从美与善两个方面对我国的自然地理环境所进行的一种富于人文色彩的诠释④，"山水不离而合"的构成充分表达了中国古典园林建造理念中尊重和热爱自然的态度，物我统一的思维方式和人水和谐的生存境界⑤。

儒家义理"仁者乐山，智者乐水，仁者静，智者动，智者乐，仁者寿"对我国古代园林造景有极大影响。中国园林以山为骨骼，以水为血脉的山水构筑模式就是此观念的物化形式，也是中国园林"无园不山""无园不水"的根本原因之一⑥。

初期的园林中像"山"元素的建筑基于人对山岳的敬畏和崇拜，因而给人以神圣感和崇高感，王毅⑦《中国园林文化史》援引《山海经》中"轩辕之台""共工之台"等描述，说明上古之台是人们以建筑形式对想象中神山进行模仿，即蓬莱、方丈、瀛洲三仙山。事实上，至今都保留的中日山水的骨架体型，确实要追溯到中国秦代兰池宫和汉武帝于建章宫太液池所确立的"一池三山"的山水

① 王劲韬.《中国皇家园林叠山研究》[D]. 清华大学博士论文. 2009 年. 43.
② 同上. 251.
③ 同上. 254.
④ 同上. 34.
⑤ 曾仕强.《易经的奥秘》[N]. 中央电视台《百家讲坛》视频全集.
⑥ 王劲韬.《中国皇家园林叠山研究》[D]. 清华大学博士论文. 2009 年. 32.
⑦ 王毅.《中国园林文化史》[M]. 上海人民出版社. 2004 年.

模式①，太液池中堆筑蓬莱、方丈、瀛洲三仙山，是中国园林中"第一座完整的一池三山的仙苑式皇家园林"，它继承、完善了兰池宫以来"掘池筑岛"的山水模式，开启了宫苑园林掘池筑岛象征海上仙山的先河，这一模式在后世皇家园林中成为园林山水构成的主要方式，一直沿袭到清代②。

水则引起亲近和谐的愉悦体验③，更因"上善若水"（《道德经》）而被誉为君子之德。王鲁民④（1997）还提出，中国早期园林在池、沼中堆筑土山，形成山水环抱的自然环境，模拟了阴阳交合的场所，显示出根深蒂固的生殖崇拜观念，与传统文化中的石崇拜和长生不老等思想直接相关⑤。因而这种"由对女阴形态抽象而来的石、沼环绕的山水环境不仅是理想的，并且具有通神的意义"。

随着中国园林写意化程度的加深，山水画与园林造景相互促进，相互影响；在魏晋以前，中国园林多宏大，如秦汉宫苑那种包蕴四海的山水格局；魏晋时，园林的叠山理水向小型化、精致化的方向发展，逐步成为一种小而精致的"壶中山水"模式⑥；尤其是到山水画巅峰期的唐宋，园林在此时也达到最深的写意程度，"小而全""以小观大""移终南（山水）于户庭之间"的写意山水模式⑦建立。唐宋的小而精的写意山水模式对日本的山水影响也最为深远。据传说⑧，公元7世纪，中国隋文帝曾经赠送过日本天皇一景观盆景，而日本的写意庭院在很大程度上就是盆景式园林，便起源于此。

第二节　中日园林景观文化的不同

一、中国儒型与日本佛型

园林景观设计的构景要素是山水、花草、建筑等，是文化的重要载体之一，充分体现了人对于山水自然、人生社会等多方面的哲理思考和美的感悟⑨。园林

---

① http：//baike. baidu. com/link? url＝nmPehNFvheSq5aI9HMtlz1w7XBj3eKp32uApxzjFq6zqi5
　＿iIyxZBwg242ERwzAqS1UX6－ftWi5EXW7ss223gq 百度百科"中国古典园林".
② 王劲韬.《中国皇家园林叠山研究》［D］. 清华大学博士论文. 2009 年. 35.
③ 曾仕强.《易经的奥秘》［N］. 中央电视台《百家讲坛》视频全集.
④ 王鲁民.《中国古典建筑文化探源》［M］. 同济大学出版社. 1997 年.
⑤ 王劲韬.《中国皇家园林叠山研究》［D］. 清华大学博士论文. 2009 年. 358.
⑥ 同上. 254.
⑦ 同上. 42.
⑧ http：//baike. so. com/doc/5335232－5570670. html. 百度百科"枯山水".
⑨ 贡小妹.《中国园林水景的文化阐释》［J］. 江淮论坛. 2012. 1：165－168.

景观的构成也体现一定的思想和文化内涵。对于中日两国的园林景观的不同，陈从周老先生总结说："中国园林是从人工中见自然，日本园林是从自然中见人工"。

虽然中日园林都是基于道家思想的自然山水园，但中国园林走的是儒化和人工化的道路，日本园林走的是佛化和自然化的道路。

刘庭风先生在他《中日古典园林比较》一书中，这么描述这种差异[①]：

中日园林分属人型和天型。

在中国，首先是自然山水，然后是建筑山水，再后是诗画建筑山水。这是一条人工味不断加强的过程，是一个由自然实体向人工实体，再向精神实体转化的过程。中国园林以建筑为主景，园林则是建筑与园林的综合体，即把宅居与宅园合一，把宫殿与苑园合一。这也是人型的表现。

日本首先是真山水，然后是枯山水，最后是无山水。真山水中是有人的参与（舟游或回游），枯山水中是人的远离（坐观远望，人与自然共存），到了茶庭则是人的禁闭（人被禁闭于方寸之茶室，剩下的只是自然）。园林植物成分多，"日本园林"更多地是指除了非园林建筑之外的园林部分或是山水部分（也有特例）。这是天型的表现。

研究者对这种儒型和佛型的差异，除了如上文表述为人型和天型之外，还表述为文人园和武家园[②]。而关于同宗同源的中日园林何以走向了不同的两个方向，罗丹荔[③]的描述值得参考：

中日哲学支柱都同为儒、道、佛三个思想体系，只是在历史进程中两国的思想取向和侧重点逐渐不同。两国的园林都基于道家的道法自然思想，道家的自然观造就了东方园林体系独有的从单纯的模仿和取法自然出发而上升到象征和抽象自然从而高于自然的思维模式和操作方法，但而后两家却各自向儒家和佛家两方向发展。中国偏于儒，显现出入世治世的特点和仁者的理想观，日本偏于佛，以智者的形象带有出世解脱的色彩。中国园林的布局思维偏重于具象思维和形象思

① 刘庭风.《中日古典园林比较》[M]. 天津大学出版社. 2003 年.
② 吴传道.《日本园林对中国古典园林的借鉴与发展对中国景观现代化的启示》[J].《中外建筑》. 2010. 3. 51—52.
③ 罗丹荔. 中日园林造园艺术比较 [D]. 重庆大学硕士论文. 2005 年. 2.

维，日本园林则偏重于抽象和意象思维。中国园林用文学艺术的手法表达较多，日本则喜欢用拟佛拟神的较为晦涩的语言。中国园林生动形象，表现了乐天爱人的景象，而日本园林则是在荒凉孤寂的山林中体现着孤独的禅意和对短暂人生的寂寞思考。

特别值得一提的是，佛教的厌世和无常的世界观与禅宗思想相结合，给日本民族的审美意识留下了不可磨灭的印记，幽玄与物哀形成他们的审美观。与之对照，佛教对中国人的审美意识的核心却没能产生如此重要的影响，乐观入世和理性现实的审美观仍然是中国美学观念的核心。中日两国审美意识上的差距，使得源自同一园林体系的，同样受到中国山水诗画熏陶的中日两国园林却在意境和风格上表现出巨大的差异，并最终走上了完全不同的发展道路。

日本镰仓时代梦窗国师开创的枯山水，以白砂和整形树拟水似波，以伏石和整形树拟岛船，以苔藓喻大千世界，以原地静观参悟达到园林美的最高境界。日本最经典的两个枯山水例子，便是京都府龙安寺方丈楠庭和东京大德寺大仙院方丈北庭：

枯山水石庭中讲求"枯寂幽玄"，以白砂之水表达神圣空灵的意境①。龙安寺的枯山水里的"石庭"，以白砂为反映禅宗修行者所追求的苦行及自律精神，以期达到自我修行的目的。白砂为海，石头为岛，占地呈矩形，由 15 尊大小不一之石及大片灰色细卵石铺地所构成，石以二、三或五为一组，石组以苔镶边，往外即是耙制而成的同心波纹②。而大德寺的枯山水中则以白砂点缀立石，连成瀑布，主石根据高低大小，一层层地往下形成三层瀑布，白砂象征着水流，从高山幽谷中流下来，其中一股水流形成小河缓缓流向东面，在一道隔墙下方通过，另一股水流流向南面，激流撞击着白砂地中的岩石，产生一圈圈的波纹③。枯山水庭院通过相对永恒的石、砂代替相对无常的树、水，营造一种淡泊宁静的"悟境"，展示了深刻、寂寞的禅宗意境，一沙一世界，一石一天堂。在这样的枯山水庭院前静坐几小时，是不是能顿悟"菩提本无树，明镜亦非台。本来无一物，何处惹尘埃！"？

而中国园林是很讲究叠山理水的，是典型的文人山水园，是乐天爱人的，用

---

① 罗丹荔. 中日园林造园艺术比较［D］. 重庆大学硕士论文. 2005 年. 16.

② http：//baike. so. com/doc/5335232－5570670. html. 百度百科"枯山水".

③ http：//blog. sina. com. cn/s/blog＿49bc4d54010150wb. html. 京都纪行——大德寺塔头的枯山水庭园.

于游览的，力图从叠山理水中模拟出天地和大千世界，山是山，水是水，是人工中见自然。最典型的例子当属乾隆时代大量仿建的江南名园。乾隆七下江南，酷爱江南园林，誓要"移天缩地在君怀"[①]，尤其是苏州的"千尺雪"景观。"千尺雪"的瀑布流泉系利用天然岩石间的缝隙开凿成水渠，引出条条溪流，汇集而成瀑布景观，乾隆南巡时盛赞这里的山居景观称："泉飞千尺雪千尺"[②]，自此，"千尺雪"作为一种山水原型和具有深厚文化积淀的园林主题在西苑、避暑山庄、圆明园和盘山静寄山庄等皇家园林中被一再模拟，香山静宜园的"缨络岩"也模拟了这种千瀑的景观。

再来说中国园林的集大成者圆明园，造园技法相当成熟，清漪园（即现在的颐和园前身）的后山后湖一带利用开凿河道的土方堆筑土山，渲染了后湖的自然山林气氛，形成人工山水和自然真山相配合的"两山夹一水"的山涧溪流景观。

二、中日景观构成的不同

景观的构成空间，是指由地平面、垂直面以及顶平面单独或共同组合成的具有实在的或暗示性的范围围合。在地平面上以不同高度和不同种类的地被或矮灌木来暗示空间的边界；在垂直面上，植物通过树干来暗示空间，通过叶丛影响着空间的围合，通过园林植物限制、改变一个空间的顶平面。

从本小节的上一部分，我们已经看到因为中日两国在园林上儒型与佛型的区别，中国的儒化人文山水园，日本的佛化自然山水园，使得两国在山水体型构成上有明显的不同，中国讲究自然山水入园林，而日本更讲究禅境甚至拟山拟水，无山无水。中国文化是山水文化，以仁山为主流，日本文化是海岛文化，以智水为主流[③]。

（一）山

中国地大物博，山水广阔，园山多取象于昆仑等陆山，模拟蓬莱等仙山，叠山是人工和天然之微妙平衡[④]，讲究高耸竖立（高远），园林景观多大气而瑰丽，重于表现山的峻峭挺拔，创造深山幽谷，高峡深涧，洞天府地的意境，所以有圆明园这样的皇家园林；而日本为典型的岛屿国家，山水狭矮，园山取象于富士山

和本州等四大岛屿，以池拟海洋，以石拟矶岛，尺度也相对较小，讲究低矮平置（平远），园林景观多细腻而纤巧①，受中国书法理论影响，创造了"真之山""行之山""草之山"的园林构筑形式②，追求荒山野丘的天然趣味，所以出现了枯山表现。

中国园林山体的高远和日本园林山体的平远，可以以日本园林里常用的龟岛鹤岛为例。中国古代帝王期望自己能成为仙人，所以在自己的园林中模拟蓬莱、方丈、瀛洲三仙山，而这种思想传入日本后，改寄托这种美好愿望于长生不老的龟和自由飞翔的鹤身上，发明了比仙山小好多的龟岛鹤岛。龟岛由六尊矮石按龟首、龟足、龟尾的形式组成，鹤岛由六景石（一鹤首石、两鹤羽石、两鹤足石、一鹤尾石）组成③。

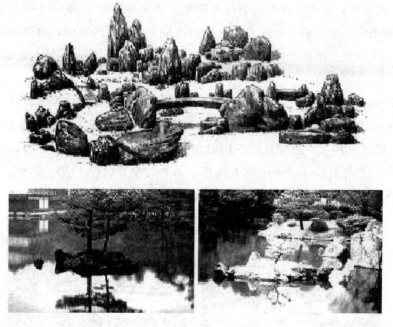

图 4－1 上图为汉建章宫太液池的一池三山，下图为日本园林常见龟岛鹤岛④

---

① 罗丹荔. 中日园林造园艺术比较［D］. 重庆大学硕士论文. 2005 年. 1.
② 罗丹荔. 中日园林造园艺术比较［D］. 重庆大学硕士论文. 2005 年. 20.
③ http://baike. so. com/doc/5335232－5570670. html. 百科"枯山水".
④ 王劲韬.《中国皇家园林叠山研究》［D］. 清华大学博士论文. 2009 年. 35.

（二）水

水体设计作为"园"必不可少的造景元素历来也是园林主题表达的核心[①]。中国园林理水讲求"宁静致远"，以静赏为主，但注重亲水。日本园林中，也欣赏水的清澈通透，而枯山水讲求"枯寂幽玄"，以白砂之水表达神圣空灵的意境。

日本枯山水中以砂为石，并不再多说，可见上小节内容。而中国园林里水不仅是不可或缺的，更常是园林里的灵韵所在，古人云"水令人远""园以水活""一勺则江湖万里"，所以必须是真水。中国园林里的水赋予园林生机，比如现存园林里的西湖十景中有平湖秋月、三潭印月，还有各种描写园林中水景的名句，比如"半亩方塘一鉴开，天光云影共徘徊"等。

"上善若水，水利万物而不争"则隐喻了"与人为善""奉献万物"的人格品质；万物之色，水色最淡，水的无形无色又是"虚无"的象征，所以园林里的水不仅有自然意趣，更能产生"渐悟佛心"的禅境；所以有人说"园林水石，最不可无"[②]。

中国园林里的水景，不仅有静态的理水方式，还有动态的理水方式。园林里的静态水景自不必说，有湖、池、溪等，而动态水则有泉、瀑布、滚槛、跌水[③]等。《水经注·谷水》所记载的三国时华林园的"引水飞，倾澜瀑布，或枉渚声溜"等，就已经有极为成熟的理水技巧，园林的水景已经不仅止于静态[④]，宋时尤以曲水流觞最为突出，所谓"曲池接筵，飞沼拂席"。

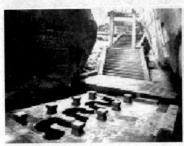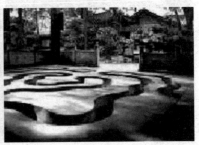

图4-2 中国古代园林中的曲水流觞图例

---

①　贡小妹.《中国园林水景的文化阐释》[J]. 江淮论坛. 2012. 1：165-168.

②　邹定家.《中国园林中"水"的审美意趣》[J]. 中国园艺文摘. 2009年第11期. 88-89.

③　马军.《中国园林中的水》[J]. 园林. 1999（05）. 18-19.

④　王劲韬.《中国皇家园林叠山研究》[D]. 清华大学博士论文. 2009年. 253.

第三节　景观的心理效应

一、景观哲思

景观园林与其说是一种艺术现象，更不如说是一种文化现象，因它的产生和发展都与社会文化、审美情趣、哲学甚至宗教思想有密切关系，因此对中国传统园林的评析必然需要结合大中华社会与文化。

首先，中国古典园林最早产生于皇家宫苑，由道家思想出发，"筑山为仁""山水比德"，掘池筑山，将蓬莱、瀛洲、方丈三仙山搬入自己的府邸，以期表达自己"长生不老"以及"普天之下，莫非王土"的美好寓意和皇权思想。

后又深受佛教思想、儒家思想、隐逸思想等文化的影响，形成文人自然山水园，以人工中见自然，"移天缩地在君怀""一峰则太华千寻，一勺则江湖万里"，"百仞一拳，千里一瞬"的抽象审美风格，更与山水画相互促进和影响，追求山水写意，雅好自然，追慕文人风范。正如郑谷在《七祖院小山》所说，"小巧功成两藓斑，轩车日日扣松关。峨嵋咫尺无人去，却向僧窗看小山"[①]。人之会心山水，不必在远，小园小山也会有尘外之致，足以逍魂，足以神游，"以小观大，则天下之理尽矣"。

二、景观心理

景观心理要追溯到环境心理学，环境心理学是一个新兴的社会科学和自然科学的结合，是建筑环境科学和应用心理学的结合，是关注人和环境的相互作用和相互关系的科学[②]。

环境心理学的早期研究开始于 20 世纪 30 年代，代表人物有勒温和布隆斯维克[③]。勒温提出了场理论，是第一个考虑物质环境的心理学理论。布隆斯维克先从事环境知觉的研究，后又提出了要详细分析物质环境影响行为的方式，他于1934 年开始使用环境心理学（Environmental Psychology）的名称[④]。

---

① 王劲韬.《中国皇家园林叠山研究》[D]. 清华大学博士论文. 2009 年. 261.

② 车文博.《当代西方心理学新词典》[M]. 长春：吉林人民出版社，2001.

③ 白艳，张晓瑞.《环境心理学在景观设计中的应用探讨》[J]. 安徽农业科学. 2010，38（36）. 20759～ 20760，20764.

④ 徐磊青，杨公侠.《环境心理学》[M]. 上海：同济大学出版社. 2002.

20 世纪 60 年代，由于人类生存环境的恶化，自然资源的减少，环境心理学作为心理学的一个分支正式成立并得到极大发展。环境心理学包括研究行为环境[①]，个体行为和环境的关系[②]等。

比如，关于空间的围合，园林景观的园墙，胡绪垚等认为是人们占有和控制空间的倾向，以使空间有安全感和可预测性，以免除焦虑[③]，也可以让心灵清净[④]。与此同时，人也有开放性的社会交往需要，则可以种植一些观赏程度高的花草[⑤]。

勒温 1936 年提出的场论用拓扑学和物理学的概念（场、力、区域、边界、向量等）描述人在周围环境中的行为，他认为个人活动于其中的空间包括个人和个人感知到的心理环境（即他人和客体）形成一个心理场，这个场内的全部情况决定着某一时间内的个人行为。

从勒温提出场论以来，为社会各界所接受并发展了自己领域的场论。比如将心理场理论应用于生活各个方面认为自然界万事万物都有心理能量都有场[⑥]，而如空间、排列等自然因素作为一个特殊的部分通过自己的力量对心理力量发生着影响；环境场效应论[⑦]认为：宇宙中存在着两种场，一是环境场，一是生物场，包括人类生命场，两种场都依照规律运动、变化，当两种场在运动中相遇时，这种环境场对人类生命场产生三种作用：良性效应、中性效应、恶性效应，这种环境场对人体场的作用即环境场效应。关于这种环境场论的效应，举例如下：

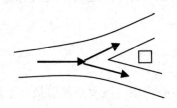

图 4－3　Y 形地屋

① 王珊珊.《国外环境心理学研究新进展》[J]. 社会心理科学. 2008, 23（5）. 18～21, 93.
② 杨玲，樊召锋.《当代环境心理学研究的新进展》[J]. 甘肃社会科学. 2006（2）. 193～196.
③ 胡绪垚，张渊，宇文思名，刘锐之.《园林景观设计中的心理学应用》[J]. 中国园艺文摘. 2013, 12. 150～151.
④ 孟玉花.《行为心理学在城市园林景观设计中的应用》[J]. 北京农业. 2013,（3月下旬刊）. 38.
⑤ 胡绪垚，张渊，宇文思名，刘锐之.《园林景观设计中的心理学应用》[J]. 中国园艺文摘. 2013, 12. 150～151.
⑥ 郑希付.《心理场理论》[J]. 湖南师范大学社会科学学报. 2000（29）1. 75－79.
⑦ 王来滨.《环境场效应论》[M]. 中国人事出版社. 2004 年 5 月版. 15.

上图中，两条路斜斜相交成为 Y 字形的三角地形，在这种环境下的房屋，接收三方公路上汽车的鸣笛、行驶中的声污染，以及路灯、车灯的光污染，还要担心车出事故横冲直撞进房子的危险，睡不安宁，更无法有休闲的院子，在这种环境场中，定然使得屋主心情烦躁，吃睡不宁，从而可能会导致脾气暴躁，言语冲突，家庭关系不和谐，邻里不睦等情况。这就是时常被我们忽略的环境景观效应对心理造成的影响。

本章小结

管中窥豹，从分析两国在园林景观设置上的不同，可以对两国在风景文化上的异同做个大概了解。

日本园林从中国古典园林中吸取营养并深受影响，在观念和形式上有最基本的相似，两者都以道家思想为机理，同时在形式上都以山水为主体，造就道家自然山水园，寓意自然，筑山为仁，以水比德，向往美好。

同时，中日两国在景观设置和园林造景中的不同又反映了两国在地理条件、社会文化、哲学思考甚至宗教情结上的不同，需要分别对待，慎重分析。

比如中国是大陆文化，故以山为主，而日本作为海岛文化则以水为先，所以在风景构成法的项目中，以水排第一，也许到中国时，以山开始更符合情理；再如中国地大物博、幅员辽阔，园林设置虽移天缩地却仍然巨大而瑰丽，模拟仙山等一池三山模式不在少数，而日本地少狭长，所以园林设置也小巧，以龟岛鹤岛来传达仙山寓意，所以在风景构成法检核指标中，关于山体数量和大小，在中国的情况与日本大体不同；再说到水，则更要引起注意，在日本园林尤其是枯山水中，以砂代替，以达到渐悟佛心和自律的修养目的，但是在中国，园林中的水不仅是活的更是灵动的，可能还是一种情绪情感的寄托，所以在水的分析上，也要分而论之；最后，两国的本质理念是不同的，日本园林以佛型，静悟型构筑，而中国园林以儒型，游居型构筑，这也说明两国在潜意识文化中的不同，中国可能更注重儒学规范，更向往隐居终南的气节和闲适的态度，但仍治世的入世哲学，不同于日本的出世、避世哲学。

综上，在将风景构成法应用到我国时，需要综合考虑本章所分析两国在各方面的不同，并关注中国在风景文化上的独特性，拒绝照搬原有解释标准，要分而论之，才能对风景构成作品进行精准的分析。

第二编　实践研究

风景构成法作为一种绘画艺术疗法，必是要能疗、可疗且有疗效才称其为"法"，仅仅理论上表明风景构成的可用与有效未免单薄，尤其传入我国之初，要说可能有不同也应当是有数据和实践证据为依托。

在这部分中，均为实践性的基础研究，强调如何有效地使用风景构成法，共分为三章：第五章为测验调查研究，采用 Y—G 人格测验与风景构成法进行对比研究，以发现我国与日本的文化背景可能不同的项目与构成意义；第六章为团体辅导成长小组的实施与数据收集与分析，以获得在团体辅导中风景构成法的适用与功效；第七章为咨询个案呈现，以给风景构成法在咨询面接中的应用提供参考。

第五章　风景构成法与 Y—G 人格测验

把风景构成法与其他技法比较，对于有效使用非常重要，"通过风景构成法独特的特性，我们可以发现从来访者内心传达出来的信息"[①]，但是我们是否准确而非歪曲了这样的信息，则需要其他已有技法的比较；在解读风景构成法作品的时候，我们也需要一些有效度的线索，而通过与其他技法的比较，我们可以得到这些线索，也能发现风景构成法的独特性和可能的盲点与不足。

在上篇综述中，我们已经看到 LMT 与其他技法的比较研究已进行较多，如画树测验、画人测验、沙盘疗法等，结果发现风景构成法的独有特点：在素描阶段为"构成法"，而涂色阶段为"投射法"，兼有这两种特性，以及可以借鉴的其他绘画技法的解读方式以及异同。

本章，将风景构成法与 Y—G 人格测验相对照，为风景构成法的解读提供线索。

---

① 皆藤章著，吉沅洪等译.《风景构成法——一种独具特色的绘画心理疗法》[M]. 北京：中国轻工业出版社. 2011 年 5 月版. 185.

第一节　研究过程与方法

一、研究目的

　　Y－G 人格测验是量表式的自我意识评定检查法，而风景构成法虽然绕过意识监控带着潜意识内容，但"不管哪种技法都是被测者的一个主观反应"①，LMT 也实际为绘画者意识水平上的主观表现。

　　皆藤章在 1990、1991 年均做了风景构成法与 Y－G 人格测验的对照，目的在为风景构成作品的解读提供新视野，其研究结果②发现，Y－G 人格特异性指标与风景构成的关联有：D 抑郁性较弱的人比较强调近景，抑郁性较强的人呈现透视图的视角特征；C 情绪起伏小的人绘画十分平静，情绪起伏变化大的人绘画动感较强；I 自卑感弱的人作品较大胆有生气，自卑感较强的人河流横切角落非常常见；N 神经质弱的人作品安详，神经质强的人对细节很关注，往往画小石头；O 客观的人作品注重整体布局，主观的人通过山和河流来大胆分割纸面；Co 社会协调较好的人，人物关系具体，社会协调较差的人，人物单独存在且无典型表情；Ag 攻击性较弱的人作品安静平稳，攻击性很强的人作品动感较强；G 活动性的人的作品河流呈左右分布，非活动性的人河流往往上下贯穿；R 懒散的人不注重细节，不懒散的人把风景细节描绘具体；T 内向思维的人会画小石和沙砾，外向思维的人画巨大石；A 性格顺从的人画作寂寞，支配倾向的人画作冲击感强；S 内向社会性人作品往往没有门且内容少，外向社会性人作品往往有门且内容丰富。而人格类型与风景绘图相关体现在：A 型人格山描画得很大；B 型人格山路多；C 型人格安定；D 型人格河流道路大胆，河流往往上下贯穿；E 型人格山体小或非常大，河流道路往往平行。

　　也就是说，由特定的绘画风格与特性，便可以推断出绘画者的心理状态：河流的"右上——左下分布"与"抑郁质、神经质"相关显著；"有抑郁倾向、无神经质倾向、有社会协调性、有活动性倾向、外向型思考"的人多画大面积河流，山路与攻击性相关大，河里石头与绘画者自我机能相关。

　　从皆藤章研究来看，Y－G 人格测验可以给风景构成法的解读带来一丝线

---

①　皆藤章著，吉沅洪等译.《风景构成法——一种独具特色的绘画心理疗法》[M]. 北京：中国轻工业出版社. 2011 年 5 月版. 187.

②　同上. 187～203.

索，但是，这样的基础研究是在日本文化中进行的，有可能不适合中国文化中的绘画者，本研究设定的目的即是在中国文化背景中进行风景构成法与 Y－G 人格测验的对比，以与日本文化的研究结果相对照，同时得出本国文化下的风景构成法适用。

本章要回答的问题：

（1）风景构成法的精神病患者人格特异性检核指标有哪些？非临床人群绘画中出现哪些特异性指标即表明有精神异常倾向？

（2）在大学生群体中，有哪些风景构成法指标可以预测绘画者的人格特质及人格类型？

（3）这些指标与日本文化中的是否一致？若不一致，有哪些不同？

（4）由 Y－G 人格测验与风景构成法对照结果而出的各风景项目检核指标的绘画解释。

二、研究工具①

本书采用的研究工具为 Y－G 人格测验以及风景构成法，风景构成法已在前两章做过介绍，不再赘述，这小节只介绍 Y－G 人格测验。

Y－G 人格测验，又称 Y－G 性格测验，日文原名 Y－G 性格检查，是由日本京都大学教授矢田部达郎于 1957 年根据美国的吉尔福特（J·P·Guilford）的个性量表修订而成的，Y－G 是"矢田部达郎（Yatabu Tatsouru）——吉尔福德（Guilford）"的英文缩写。Y－G 人格测验既可以测量各种人格特质，又可以用来判定人格类型，而且实施方法比较简单，所以一经发表便很快在日本流行起来，应用广泛，更曾被用于日本的公务员考试。由 130 个测题，13 个分量表（每个分量表 10 题）组成。其中有 12 个性格特征量表和 1 个效度量表。

Y－G 人格测验在中国修订后应用并不多，主要应用者有孔克勤②、刘晓

---

① 本节资料除了引用的论文，也参考以下网站 http：//wenku. baidu. com/view/8495da7a5acfa1c7aa00cce4. html、http：//www. chinacpx. com/zixun/48404. html、ht-tp：//www. doc88. com/p－982628527573. html、http：//baike. baidu. com/view/1907287. htm、http：//wiki. pinggu. org/doc－view－14840. html、http：//wiki. mbalib. com/wiki/Y－G 性格测验等网站资料.

② 孔克勤.《Y－G 人格测验及其应用》析自《上海社会心理学学会编. 社会心理学文集》[M]. 上海：华东师范大学出版社. 1989：127～135.

虹①、黄丽婷②、胡瑜③等。在我国于 1983 年开始对其进行了多次修订，制成中文版，与原版在测验结构、评分及解释方法上基本相同；测验的实施亦仍然采用"强制速度法"④，即测验必须在规定时间内完成。智力较高的成年人 15 分钟之内可完成，中学生 20 分钟之内完成；不同的是，该修订本只有 120 题，12 个性格特征量表，每个性格特征量表有 10 个问题；每一个问题后面有三个备选答案，分别为"是""否""不能确定（?）"；不设效度量表，计分规则为选"是"记 2 分，答"?"记 1 分，答"否"不计分；其中 23 个项目为反向计分，将原始分计入剖面图后，便可将原始分变成 5 标准分，1－2 分为低分、4－5 分为高分。

（1）测量方法

Y－G 人格测验既可测量人格特质，又可将原始分计入剖面图通过一定计算参照标准来判定人格类型。下表列出各特质描述：

表 5－1　人格特质指标

特质	高分	低分
D 抑郁质	忧郁、缄默、孤独、悲观、有罪恶感、对人冷漠、对什么都不感兴趣、缺乏自信、常感到疲劳、无精神、好独自沉思	开朗、沉着、乐观、满足、感到充实、什么也不担心、有精神、有自信心
C 循环性	情绪多变、常因小事而情绪变坏、易激动、易烦恼、易受惊吓、感情丰富、气量小、常把小事放在心上、经常担心	情绪稳定、遇事沉着果断、能应付各种问题、心情平静安定、不担心事、固执
I 自卑感	缺乏自信、过低评价自己、不适应感强烈、畏首畏尾、优柔寡断、有羞愧感	充满自信、心情开朗、积极、镇定、有勇气、活跃
N 神经质	常担心事、神经过敏、易不满、烦躁不安、容易焦虑、敏感、好猜疑、有时会出现不够理智的行为	理智、开朗乐观、爽快、合群、不容易受打扰、不大计较别人的评论

① 刘晓红，周秀华.《护士职业的人格特质研究》[J]. 心理科学. 1995. 18：16～23.

② 黄丽婷，刘晓虹，张伟等.《优秀护士"Y－G 人格测验"特异性指标的研究》[J]. 心理科学. 2004. 27（2）：318－320.

③ 胡瑜.《"围棋超常少年"的思维风格及其与人格特质的关系》[J]. 中国特殊教育. 2009. 4：42～46.

④ 孔克勤.《Y－G 人格测验及其应用》析自《上海社会心理学学会编. 社会心理学文集》[M]. 上海：华东师范大学出版社. 1989：127～135.

特质	高分	低分
O 主观性	主观、好幻想、过敏、刚愎、自以为是、固执己见、不能冷静地客观地判断事物、不易入睡、喜欢空想	现实主义、冷静客观、乐观、安定充实、稳健、多半只做自己能做的事
Co 非合作性	偏激、猜疑、牢骚多、不信任别人、不适应社会环境、常因有不切实际的看法而降低集体工作的效率、愿独自工作	乐群、信任人、善与人合作、有时对此过费心机、可能缺乏分析能力
Ag 攻击性	攻击性强、具有社会活动性、不安于现状、不听从意见、对人不够和悦、易激动、直率、敢作敢为、喜欢干预他人	对人和悦、谦虚有礼、有自卑感、无争斗性、处事采取保守态度、缺少作为
G 一般活动性	活泼开朗、健谈、喜欢身体活动、动作敏捷、精力充沛、干事爽快效率高、乐观、人际关系好、有可能冲动轻率	不开朗、反应迟钝、认为自己无能、工作效率低、行动不活泼、比较忧郁
R 乐天性	开朗、活泼、快乐、冲动、随便、粗心大意、性急、喜欢热闹、什么事都想去干一下、但常出错、对错误不掩饰	过于慎重、优柔寡断、不易下决心、稳重、不开朗、做事认真、喜欢安静
T 思维外向性	外向热情、愉快、不爱沉思默想、无忧无虑、漫不经心、乐观随和、思维深度浅、不隐瞒内心想法	内向、沉着、安静、爱思考问题、不表露内心想法、不活泼
A 支配性	积极主动、活跃、具有社会指导性、能领导他人、自信、有组织能力、可能自高自大与武断、喜欢控制与驾驭他人	缺乏主见、缺乏自信、爱沉思、受人支配、易与人相处、善于合作、关心人
S 社会外向性	外向、热情、喜欢社会交往、社交活动多、喜欢抛头露面、好出风头、好表现自己、能与各种人交朋友	内向、沉静、不善交朋友、不爱交际、喜欢独处、缺乏自信心、易害羞、孤独

Y-G人格测验将人格类型分为A、B、C、D、E五个典型人格类型，Y-G人格测验中的人格特异性指标（D、C、I、N）为情绪稳定性指标，（O、Co、Ag）为社会适应性指标，（Ag、G）为活动性指标，（G、R）为冲动性指标，（A、S）为主导性指标，还可把（R、T）看成内省性指标。

人格类型的评定方法为，首先将每个被试者在Y-G人格测验上原始分按照

12 个特异性人格指标算出总得分，再将计算所得总分记入剖面图，获得标准分，最后根据剖面图结果计算系统值，对照得到性格类型。具体的剖面图因保密原则并不公开。下表总结介绍各人格类型特征：

表 5－2　人格类型

人格类型	情绪稳定性 D C I N	社会适应性 O Co Ag	向性 G R T A S
A（平均型）	平衡	平衡	平衡
B（偏右型）	不稳定	不适应	外向
C（偏左型）	稳定	适应	内向
D（右斜型）	稳定	适应与平衡	外向
E（左斜型）	不稳定	不适应或不平衡	内向

其中，A 型也称为平均型，其特征为：不引人注意的平均类型，主导性弱，在智力低的情况下，往往表现为平凡、没有精力；B 型也称为不稳定积极型，其特征为：在人际关系方面易产生问题，在智力低的情况下尤其如此；C 型也称为稳定消极型，其特征为：平稳、被动，如果是领导者，则缺乏对别人的吸引力；D 型为稳定积极型，其特征为：人际关系方面较少产生问题，行动积极，有领导者的性格；E 型也称为不稳定消极型，其特征为：退缩、消极、孤独，但不少人充满了内在的修养和高雅性质。

（2）适用范围

Y－G 人格测验在日本应用广泛，在学校、公司、司法系统等均有应用，无论是咨询、升学和就业指导、人格诊断，或者是招聘、培训、岗位分配等都非常适当。而我国自 1986 年引进，就开始了应用研究，但一直不规范，直到 1988 年华东师范大学孔克勤教授进行了正式的介绍、说明和修订，才正式规范。此后：

何蔚[①]（1997）、王碧英[②]（2004）、翟秀军[③]（2007）、张承芬和刘永芳[④]（1998）、

---

① 何蔚.《高中生独生与非独生子女人格特质的比较研究》[J]. 心理发展与教育. 1997. 1：21～25.

② 王碧英，高日光，凌文辁.《当代大学生人格特质研究》[J]. 理论与改革. 2004. 3.

③ 翟秀军.《艺术类与非艺术类大学生人格特质的比较研究》[J]. 周口师范学院学报. 2007. 5.

④ 张承芬，刘永芳.《山东省公民心理素质现状调查与分析》[J]. 应用心理学. 1998. 4（1）：39－43.

崔恒富和李俊伟[①] (1996) 等分别运用 Y-G 人格测验量表对高中生独生与非独生子女、不同背景大学生、艺术生与非艺术生、山东省部分地区公民、港口门机事故驾驶员和非事故驾驶员等进行了人格特质和人格类型的广泛总体研究和比较研究。

孔克勤 2004 年硕士生董宣如以《星象学对中国学生的影响的人格心理学研究》[②] 为题，采用 Y-G 人格测验，测定了星座与人格之间的关系，检测了星象学对人格的影响及其不同星座被试人格特质与差异。

刘晓虹[③] (1995) 采用 Y-G 人格测验对临床和在读护士进行人格特质研究，探究护士角色人格的构成决定性特质，优秀护士与一般护士人格特质的显著差异；黄丽婷、刘晓虹等[④] (2004) 采用 Y-G 人格测验等分析比较了优秀护士与一般护士的人格特质、性格类型的差异。

黄丽婷、刘晓虹等[⑤] (2004) 采用 Y-G 人格测验通过与普通护士人格特异性指标的比较，分析出护士长职业人格特异性指标；黄丽婷、陶小琴等[⑥] (2009) 比较了文职护士、聘用护士的人格特异性指标。

三、研究过程

本书总抽样 243 个被试样本，包括临床被试和非临床被试，具体被试情况如下：

表 5-3　总体被试情况表

	非临床被试	临床被试	全体
被试数	212	31	243
男	86	20	106
女	120	10	130
平均年龄	20.9	28.67	21.88

①　崔恒富，李俊伟.《港口门机事故驾驶员与非事故驾驶员身心素质比较》[J]. 心理科学. 1996. 2.

②　董宣如.《星象学对中国学生的影响的人格心理学研究》[J]. 华东师范大学硕士论文. 2004 年.

③　刘晓虹，周秀华.《护士职业的人格特质》[J]. 心理科学. 1995. 18 (1)：16～23.

④　黄丽婷，刘晓虹，张伟等.《优秀护士"Y-G 人格测验"特异性指标的研究》[J]. 心理科学. 2004. 27 (2)：318～320.

⑤　黄丽婷，刘晓虹，阎成美.《护士长 Y-G 人格测验特异性指标的研究》[J]. 护理管理杂志. 2003. 3 (6)：3～5.

⑥　黄丽婷，陶小琴，刘晓虹，罗芳.《非现役文职护士"Y-G 人格测验"人格特征的研究》[J]. 福州总医院学报. 2009. 16 (2)：120～122.

非临床被试的平均年龄为 20.9 岁，大部分被试的年龄为 20、21、22 岁，临床被试平均年龄为 28.67 岁，比非临床被试稍大，但是并不影响测验与绘画作品对照与比较的准确度。

（1）临床调查

临床调查在汕头大学精神卫生中心进行，汕大精神卫生中心[①]是由香港李嘉诚先生捐建、我国著名精神医学家伍正谊教授主持创办的集医疗、教学、科研于一体的精神卫生机构；医院以高度的人文关怀办院理念及"建筑园林化、管理开放化、生活家庭化、治疗综合化"的管理模式被国内专家誉为我国"二十一世纪精神病院发展模式的雏形"；共设置病床 200 张。

本次调查在汕头大学精神卫生中心工娱楼进行，由汕头大学精神卫生中心主任护士带领，一对一讲解测试与绘画步骤，测试了共 31 位精神卫生中心住院病人，不仅对 Y-G 人格测验进行了测试，也对风景构成法进行了绘画和上色测试，并进行了序列平衡，即一部分患者被试由 Y-G 人格测验开始，另一部分被试则由风景构成绘画开始测验。

临床调查被试情况如下，其中，一份问卷及绘画的基本信息缺失，住院时间计算是在去掉两个极端值之后的计算结果：

表 5—4 临床调查被试情况

性别（人）	诊断病症（人）		年龄（岁）	住院时间（天）
女 10	精神分裂症 23	范围	16—45	2—1038
男 20	情感障碍 7	平均值	28.67±8.616	45.46±37.507

（2）非临床调查

非临床调查在广东省汕头大学、揭阳职业技术学院进行，共收到 Y-G 人格测验与风景构成绘画图 212 份，采用整班集体抽样、随机抽样结合的方式调查，并对人口统计维度诸多信息做了调查，详细情况如下：

表 5—5 非临床组的被试基本信息

年级	频数	百分数	院系	频数	百分数
大一	95	45.2	文商	91	43.3
大二	61	29.1	理工	74	35.3
大三	54	25.7	医	45	21.4

---

① http：//www.stumhc.cn/default.asp. 汕头大学精神卫生中心官网.

考虑到大四学生处于找工作及考研期，且有较多研究表明在了解大学生特质中，可以而且应该摒除大四学生这一对象，故本书只选用大一、大二、大三学生。

表 5-6   非临床调查被试情况

项目	描述	百分数	项目	描述	百分数
恋爱	是	22.2	规划	十分迷茫	20.8
	否	74.1		有点迷茫	58.3
自我认识	全面认知了解自己	18.9		没想过	4.2
	认识自己某一方面	72.9		有点清晰	13.9
	不太认知了解自己	8.2		十分清晰	2.8

另外，非临床被试均为本科大学生，年龄从 18～23 岁，平均年龄为 20.9± 1.181 岁。从上表可以看出，被调查大学生中 61.3% 的大学生对自己的职业与人生规划均为十分迷茫、有点迷茫或没想过，其中 51.8% 的大学生对自己的规划为有点迷茫，另外 38.7% 的调查被试对自己规划有点清晰或十分清晰，所调查 74.1% 大学生为非恋爱状态；72.9% 对自己的认知仅限于某一方面，另外 8.2% 对自己并无认知，只有 18.9% 被试认为对自己的认知比较全面；在大学生被试对自己职业生涯的规划调查中更发现，79.1% 的被试对自己的职业以及未来的规划表示迷茫，其中 58.3% 表示有点迷茫，不知道能做什么，只有模糊的想法和愿望，20.8% 表示十分迷茫，而只有 16.7% 被试对自己职业及未来规划有相当认识，其中 13.9% 为有点清晰，对自己规划十分清晰的只有 2.8%；更有 4.2% 学生甚至没有想过规划问题。

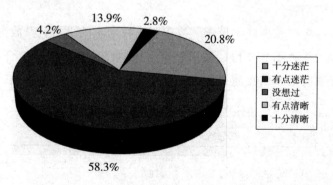

图 5-1   大学生被试对自己职业及未来规划情况表

（3）施测过程与注意事项

测试采用纸笔方式，三页 Y-G 人格测验，一页基本信息收集，一张空白纸，均为 A4 纸，提供黑色签字笔，以及 24 色画笔。

①序列平衡：一半被调查被试由 Y-G 人格测验开始，另一半被调查被试则由风景构成绘画测验开始。序列平衡的意义在于，平衡因测验先后而造成的可能的序列效应；

②边框：集体测试时，由主试者事先在画纸上画好边框，个人施测时由主试者当面绘好边框。绘制边框的意义①与沙盘边框的意义一样，起到保护的作用，使得绘画者在边框内有更深程度的自我表现，使得隐藏在内心的需求、欲望、志向及幻想都表现出来；另外的一个意义在于迫使绘画者绘画（中井，1970）；

③签字笔：画画时，只能用签字笔，而不能用铅笔，当然其余的笔亦可，只是不能用可以被擦除的笔，以免失去了重要的擦除与涂改或重叠信息。

④A4 纸：关于 A4 纸倒不是一定必须如此，也可以自己选 A3、B5 等，关于 LMT 纸张的大小，仲原千惠等②（2010）研究了当用 A4、B4、B5 三种画纸进行"风景构成法"时在这三种纸张上 LMT 的构成得分、自我评价得分以及道路形态。

⑤描画顺序：LMT 绘画时一定要求按顺序绘画，由"河"川始，之后是"山"等，由"河"开始绘画是风景构成法"构成性"的主要特征，有着重要意义。将河、山作为序列一二先绘画，是故意造成构成上的设定困难（中井，1970），这也正是风景构成法的本质所在（山中，1984）。

⑥24 色彩笔：本次测试使用 24 色蜡笔，但集中测试时并不适用，因时间和资源问题，但个人施测时均应用，关于彩色的研究如运上司子（2010）③、松井华子（2009）④。

（4）测验评价系统

Y-G 人格测验评价系统已在上节介绍，这小节只介绍 LMT 的具体检核指标⑤。

①　皆藤章著，吉沅洪等译.《风景构成法——一种独具特色的绘画心理疗法》［M］. 北京：中国轻工业出版社. 2011 年 5 月版. 22～24.

②　仲原千惠，長良医療，佐渡忠洋，鈴木壯.《風景構成法における用紙のサイズに関する研究》［J］. Annual report of the Faculty of Education，Gifu University. Humanities and social sciences 2010. 59（1）：211～216.

③　运上司子，橘玲子，長谷川早苗.《風景構成法における彩色についての考察》［J］. 新潟青陵大学大学院臨床心理学研究. 2010（4）：19～23.

④　松井华子.《風景構成法の彩色過程研究の可能性について》［J］. Kyoto University research studies in education. 2009（55）：215～225.

⑤　本小节的检核指标参照高石恭子（1994）、皆藤章（1990、1991、1994、2011）等编制. 同时，台湾吴慧玲（1999）的构成指标、具体检核指标的编制均提供了参考.

表 5-7　风景构成法检核指标表

指标	分类	名称	详细解释
1. 绘画方位	1	规定方位	纸张横放，长大于宽。
	2	不规定方位	竖放或倾斜，长小于宽。
2. 构成阶段①	1	罗列的阶段	所有的项目都是仅仅被罗列在纸面上，项目之间没有任何的关联。
	2	关系性的萌芽	一些项目之间开始出现联系，空间的意识开始萌芽，是各项目分布的起始阶段。但是，并不是所有的项目都有固定的联系。这个阶段继续向前发展，就会出现"悬在半空的河流"。
	3	层构造的萌芽	有联系的项目分布继续增加，特别是河流的近景分布开始变得更加明显，以此为中心开始出现层构造化。"河流上的山""空中的田地"是最主要的特征，中景群大都分布在山上。
	4	层构造的部分完成	层构造化继续紧张，山开始成为远景，因此中间的领域开始出现空白。这个阶段继续向前进展，各项目都在保持彼此联系的情况下，被合理地配置。层构造化完成。空间被河流和道路上下分割开来。
	5	垂直型的萌芽	在充分考虑了垂直性后，完成远景群的分布。"切角的河流"是重要的特征。层构造化开始崩解，开始尝试新的风景构成。
	6	垂直型的进展	垂直型的意识开始进展，河和道路开始出现上下方向的分布，但是，往往更多地分布于纸的两端。还没有出现明确的、被河流或道路分割开来的、左右分布的纸面空间。
	7	垂直型的展开	被河流左右分开的空间开始出现。中近景群被分布在左右空间里，进入这个阶段后，左右两个空间之间开始形成链接。偶尔河的上游会和山峦相接。
	8	关系型的部分完成	河流开始出现倾斜的流向，河流和其他项目之间的联系开始变得明确，中景领域仍然没有完全融合。
	9	关系型的完成	河流的表现中加入纵深轴的影响，因此风景成为一个完整的世界。有时河流的一部分或整体的一部分可能会偶尔有不和谐的地方。另外，即使是水平流向的河流，其他的项目也都有序地分布在中景群。

① 皆藤章著，吉沅洪等译.《风景构成法——一种独具特色的绘画心理疗法》［M］. 北京：中国轻工业出版社. 2011 年 5 月版. 268.

续表

指标	分类	名称	详细解释
3. 空间阶段①	1	二维多空间	图面上只有水平面，而且各个项目均是以各个不同的视点场描画的，所以是多空间。虽然在一部分空间里，项目之间会有一些联系，但是视点场不固定，而且没有使用纵深轴的迹象。
	2	二维空间的完成	空间构成开始固定在一个水平面上，是水平面和垂直轴一体化的阶段。复数空间开始融合，一个空间的风景开始出现，但是，项目间的距离关系缺乏三级元的方向感，所以，视点的方向来自前方正面和上空两个方向。显示鸟瞰图的表现。项目间的大小关系是非现实的。
	3	三维空间的萌芽和多空间	各个项目都拥有各个不同的视点场，呈多空间的形式。一部分的领域中开始使用纵深轴，形成一些远近感。进入这个阶段后，在一部分空间中，开始出现项目之间的空间关系，虽然表面上看起来像是风景空间，但是视点场有三个以上，仍然具有复数空间的性质。
	4	一部分三维空间的完成	纵深轴的使用开始增加，纵深表现和三维的空间方向感开始变得更加明显，所以开始出现明显的三维空间感。有效的垂直轴也开始得到充实的使用。但是大小关系仍然是非现实的。"悬在半空中的河流""浮在空中的路"是重要的特征。
	5	风景空间的萌芽	有两个水平面，所以出现歪曲的位置关系。同时使用垂直轴和纵深轴，因为视点场的不同，所以空间呈现扭曲的状态。开始进入风景构造化的最后阶段。两个水平面一般由"河流"分隔开。所以有复数的风景空间。
	6	风景空间的部分完成	水平面开始统一为一个，在除了山以外的空间开始使用垂直轴，视点场基本只有一个。所以开始呈现一个风景空间，但是在部分区域仍然有歪曲、不统一的现象。特别是河的上游、田地、房屋等。
	7	风景空间的完成	合理地使用水平面、垂直轴、纵深轴，完成只有一个方向性的风景空间的构造过程。

---

① 皆藤章著，吉沅洪等译.《风景构成法——一种独具特色的绘画心理疗法》［M］. 北京：中国轻工业出版社. 2011 年 5 月版. 269.

指标	分类	名称	详细解释
4. 视点场	1	3个以上	"视点场"① (viewpoint field) 指主体通过某个视点来追究一个空间的意义。简单地说,就是你看风景的"视点",从这个视点看出去的就是"视点场",如鸟瞰、远观等,即是判断有几个视角。
	2	2个	
	3	1个	

此外,我们从各类文献尤其是皆藤章著《风景构成法——一种独特的绘画心理疗法》中整合 169 个检核指标,并不罗列,附在书后。其中,分类点数为检核时计分采用,不做数量用而只是作为分类指数,其后的均为具体的分类标准以及详细解释。此外,检核指标中也有仅回答有无的指标,即只是分两类,即"有""无"。在统计时,均只作为分类数据统计,而不是用连续数量数据统计。

精神分裂症患者的绘画中,常有缺失风景项目的现象,如绘画者拒绝绘画"道路"时,在具体检核指标中关于"道路"的项目,便全部空着,并不进入统计,但指出缺失项目。

第二节　结果分析与讨论

一、Y－G 人格测验与风景构成法中的临床性差异比较

(1) Y－G 人格测验 12 指标得分差异

①特异性指标原始得分差异检验

对所有 12 个指标进行独立样本 t 检验,检验结果如下:

表 5－8　临床组与非临床组 Y－G 特异性人格指标得分差异 1

人格指标		非临床组		临床组		P
		M	s	M	s	
D	抑郁质	8.23	4.882	7.36	5.108	0.379
C	循环性	9.27	4.349	7.29	5.530	0.029 *
I	自卑感	8.27	5.361	6.64	4.253	0.123
N	神经质	8.37	5.215	6.64	4.621	0.097

---

① 周诗岩.《视点场——当代视觉传媒下的空间多义性研究》[J]. 辽宁大学学报(哲学社会科学版). 2008. 36 (3):33~37.

人格指标		非临床组		临床组		P
		M	s	M	s	
O	主观性	9. 67	4. 041	7. 86	4. 214	0. 028 *
Co	非合作性	6. 88	3. 986	8. 07	5. 206	0. 155
Ag	攻击性	9. 18	3. 842	9. 29	4. 496	0. 898
G	一般活动性	12. 58	4. 715	14. 79	5. 145	0. 022 *
R	乐天性	10. 49	4. 074	11. 71	4. 099	0. 138
T	思维外向型	9. 65	4. 169	9. 21	4. 049	0. 603
A	支配性	10. 59	5. 280	13. 71	2. 917	0. 002 * *
S	社会外向型	11. 91	4. 796	13. 57	5. 029	0. 087

注1：M 表示平均值，s 为标准差，P 为差异性水平；* 表示在双尾检验中的显著水平。下同。

注2：* 表示在 0. 05 水平上显著，* * 表示在 0. 01 水平上显著，* * * 表示在 0. 001 水平上显著。下同。

由上表可知，临床组与非临床组被试在 C、O、G 和 A 上有显著差异：临床被试组在不满性因素（C、O）上得分更低，在攻击性因素（G、A）上得分更高[1]。也即表明，非临床组被试对现实和自己更不满，而临床组被试攻击性较高。这和精神病患者的事实相符，可以认为，本书所选用的临床组被试具有代表性。

②特异性指标得分高低差异性检验

将原始分计入剖面图划分出标准分 1～2 的低分和 4～5 的高分，得分 3 并不纳入计算中，并进行列联表的卡方检验，如下图［其中"n（％）"表示在该特性上的人数以及在总人数比例上的百分数］：

---

[1]　孔克勤.《Y—G 人格测验及其应用》析自《上海社会心理学学会编. 社会心理学文集》[M]. 上海：华东师范大学出版社. 1989：127～135. D、C、I、N 为情绪稳定性指标，O、Co、Ag 为社会适应性指标，G、R、T、A、S 为向性指标，其中又可细分为活动性指标（Ag、G），冲动性指标（G、R），主导性指标（A、S），内省性指标（R、T），幻想性因素（D、O），不满性因素（C、O），攻击性因素（A、G）。D 抑郁性指经常忧郁、悲观，C 循环性指情绪多变、常易激动，I 自卑感指缺乏自信、自卑、过低评价自己，N 神经质指易担心、神经质、容易焦虑，O 主观性指好幻想、敏感、主观，Co 非合作性指牢骚多、不信任别人，Ag 攻击性指气量小、不听从别人意见、我行我素，G 一般活动性指动作灵活、手脚快、喜好活动，R 乐天性指乐观、爽快、活泼、易冲动，T 思维外向性指与深思熟虑、沉思冥想及反省相反的倾向，A 支配性指社会指导性、领导性，S 社会外向性指外向、社交性、喜好人际交往.

表 5—9　临床组与非临床组 Y—G 特异性人格指标差异 2

人格指标	得分	非临床组 n（%）	临床组 n（%）	卡方值	P
D 抑郁质	低分	102（0. 48）	14（0. 45）	0. 003	0. 956
	高分	45（0. 21）	6（0. 19）		
C 循环性	低分	68（0. 32）	16（0. 51）	2. 87	0. 09
	高分	45（0. 21）	4（0. 12）		
I 自卑感	低分	93（0. 44）	15（0. 48）	5. 308	0. 02＊
	高分	49（0. 23）	1（0. 03）		
N 神经质	低分	106（0. 5）	15（0. 48）	1. 803	0. 179
	高分	50（0. 24）	3（0. 1）		
O 主观性	低分	55（0. 26）	13（0. 42）	3. 302	0. 069
	高分	49（0. 23）	4（0. 13）		
Co 非合作性	低分	114（0. 54）	13（0. 42）	4. 85	0. 028＊
	高分	20（0. 1）	7（0. 23）		
Ag 攻击性	低分	65（0. 31）	9（0. 29）	0. 035	0. 852
	高分	39（0. 18）	6（0. 19）		
G 一般活动性	低分	32（0. 15）	3（0. 1）	0. 969	0. 351
	高分	105（0. 5）	18（0. 58）		
R 乐天性	低分	46（0. 22）	4（0. 13）	0. 908	0. 341
	高分	57（0. 27）	9（0. 29）		
T 思维外向型	低分	64（0. 3）	11（0. 35）	0. 1	0. 752
	高分	48（0. 23）	17（0. 55）		
A 支配性	低分	61（0. 29）	0（0. 0）	11. 848	0. 001＊＊＊
	高分	81（0. 38）	17（0. 55）		
S 社会外向型	低分	38（0. 18）	4（0. 13）	1. 382	0. 24
	高分	97（0. 46）	20（0. 65）		

　　由上表看出，在情绪稳定性指标的 I 自卑感上，临床组几乎没有得高分的，即临床被试更自信、积极、有勇气、活跃；而在社会适应性指标的 Co 非合作性上表现没有非临床组好，即社会适应性低的被试较多，社会适应性好的被试少；差异最显著的是在支配性上，临床被试中得分高的被试占了 65% 的大部分，表示积极活跃、可能自高自大、喜欢控制他人。

　　综合上两表，可以认为与大学生被试群体相比，临床组被试对自己感觉更良好，甚至自高自大，积极活跃或说处于兴奋状态，攻击性较强，喜欢控制他人。

若实际操作中，发现某个体人格特质特点符合上述，一定注意鉴别与筛查。

但差异性并不大，我们可以认为，两组被试在绘画指标中检出的差异更多来源于临床与非临床的真实组间差异，而没有人格特质因素的干扰。

③人格类型差异性检验

下表显示出，在非临床组和临床组的人格类型中，在典型 D 型人格类型上存在显著差异，在 AB 混合型人格类型上也存在显著差异，临床组被试的典型 D 型、AB 混合型人格比例都较非临床组高；若将典型与准型全都归为一类型，并将所有混合型人格类型归为一类，卡方检验认为这种情况下，两组被试并无显著差异。

表 5-10 两组人格类型差异性卡方检验 1

人格类型	非临床组 n（%）	临床组 n（%）	卡方值	P	
A	12 (0. 06)	0 (0. 0)	1. 846	0. 174	
A′	12 (0. 06)	0 (0. 0)	1. 846	0. 174	
A″	28 (0. 13)	3 (0. 11)	0. 303	0. 582	
B	4 (0. 02)	1 (0. 04)	0. 241	0. 624	
B′	8 (0. 04)	2 (0. 07)	0. 492	0. 483	
C	16 (0. 08)	1 (0. 04)	0. 776	0. 378	
C′	4 (0. 02)	0 (0. 0)	0. 595	0. 441	
D	22 (0. 10)	8 (0. 29)	5. 95	0. 015	*
D′	35 (0. 17)	5 (0. 16)	0. 003	0. 957	
E	9 (0. 04)	0 (0. 0)	1. 367	0. 242	
E′	11 (0. 05)	0 (0. 0)	1. 685	0. 194	
AB	5 (0. 02)	3 (0. 11)	4. 55	0. 033	*
AC	20 (0. 09)	1 (0. 04)	1. 32	0. 251	
AD	14 (0. 07)	2 (0. 07)	0. 001	0. 975	
AE	11 (0. 05)	2 (0. 08)	0. 085	0. 770	

表 5-11 两组人格类型差异性卡方检验 2

人格类型	非临床组 n（%）	临床组 n（%）	卡方值	P
A 型	52 (0. 25)	3 (0. 11)	3. 406	0. 065
B 型	12 (0. 06)	3 (0. 11)	0. 754	0. 385
C 型	20 (0. 09)	1 (0. 04)	1. 32	0. 251
D 型	57 (0. 27)	13 (0. 46)	2. 986	0. 084
E 型	20 (0. 09)	0 (0. 0)	3. 187	0. 074
混合型	50 (0. 24)	8 (0. 29)	0. 073	0. 786

由此，我们可以肯定地推测：本书中的所有绘画指标检核结果都是临床组与非临床组群体的实质差异，并没有人格类型、人格特质等第三因素的干扰或干扰很少。

（2）风景构成作品 169 个检核指标差异

对两组被试进行在数量级项目上的方差分析，发现临床组被试的构成阶段①得分和空间阶段②得分均远小于非临床被试组，差异显著。且临床组被试中出现简单罗列的风景构成作品。

此外，对山、房、树、人、石的数量进行两组间的单因素方差分析，结果发现，临床组被试无论在以上哪个方面的数量上都少于非临床组，但是，仅在被试树的棵数和人数上存在显著差异：临床组被试树的棵数远少于非临床组，且跨度小，在 2.71±1.902 棵，而非临床组为 3.68±2.094 棵，差异显著（P＜0.05）；临床组被试的人数也远少于非临床组，跨度依然小，在 1.85±1.134 人，而非临床组为 2.53±1.731 人，差异显著（P＜0.05）。见下表：

表 5-12　两组被试在构成阶段和空间阶段上的方差分析表

	非临床组 M±s	临床组 M±s	F 值	P
构成阶段	5.38±2.324	2.90±1.472	31.256	0.000＊＊＊
空间阶段	3.88±1.665	1.76±1.405	42.757	0.000＊＊＊
山的数量	4.18±1.658	3.57±1.834	3.249	0.073
房屋的数量	1.90±1.520	1.48±1.184	2.05	0.154
树的棵数	3.68±2.094	2.71±1.902	5.313	0.022＊
人数	2.53±1.731	1.85±1.134	3.958	0.048＊
岩石的数量	2.69±0.664	2.52±0.981	1.138	0.287

---

① 构成阶段是指风景构成作品中所有 11 个项目，三个风景群之间的构成关系阶段得分，共分为以下 9 个阶段：1. 罗列的阶段（仅仅罗列，项目间没有关系）；2. 关系性萌芽（某些项目出现联系，标志为"悬在半空的河流"）；3. 层构造的萌芽（有联系项目继续增加，特点为中景群大部分在山上，"河流上的山""空中的田地"为主要特征）；4. 层构造的部分完成（山开始成为远景，中间部分出现大部分空白，空间被河流和道路上下分开）；5. 垂直型的萌芽（远景群分步完成，出现"切角的河流"）；6. 垂直型的展开（河流开始出现上下分布，但大多分布在纸的两端）；7. 关系型的展开（空间被河流左右分开，偶尔河的上游与山峦相接）；8. 关系型的部分完成（河流开始出现倾斜的流向）；9. 关系型的完成（完整风景图的构成）。

② 空间阶段指风景构成作品所呈现的空间意识阶段，共分为 7 个阶段：1. 二维多空间；2. 二维空间的完成；3. 三维空间的萌芽和多空间；4. 一部分三维空间的完成；5. 风景空间的萌芽；6. 风景空间的部分完成；7. 风景空间的完成。

在构成阶段、空间阶段上的差异，与日本文化中的发现一致。可以认为，构成阶段与空间阶段这两个项目是非常好的初步鉴别精神病性特征的指标。但值得注意的是，因为在构成阶段和空间阶段的判断上非常困难且有歧义，所以在多个实验者同时对一个样本中个体的两项进行判别的时候要进行一致性检验，以避免计分误差造成的实验结果误差。

然后对其他项目进行卡方检验，"n（%）"表示在特性上的人数和相应百分数。

表5－13　风景构成作品检核指标上的组间差异性检验

图形指标	非临床组 n（%）	临床组 n（%）	卡方值	P
全体指标				
规定的绘画方位	182（0.86）	30（1.0）	4.846	0.033 *
视点场				
三个或以上	90（0.43）	20（0.69）	7.228	0.009 * *
两个	88（0.42）	7（0.24）	3.224	0.073
一个	34（0.16）	2（0.07）	1.678	0.270
和边框的关系				
超出	16（0.08）	1（0.03）	0.654	0.702
相接	165（0.78）	21（0.72）	0.425	0.514
框内不相接	31（0.15）	7（0.24）	1.739	0.183
风景中的中心事物				
桥	8（0.04）	0（0.0）	1.132	0.287
人	31（0.15）	2（0.07）	1.289	0.256
房屋	26（0.12）	4（0.14）	0.055	0.767
岩石	10（0.05）	1（0.03）	0.094	1.000
树木	19（0.09）	4（0.14）	0.690	0.495
其他	62（0.29）	6（0.21）	0.922	0.337
没有中心物	56（0.26）	12（0.41）	2.820	0.093
河				
河流的起点的融合度				
完全融合	56（0.26）	5（0.18）	1.136	0.287
略不融合	65（0.31）	11（0.39）	0.625	0.429
不融合	62（0.29）	4（0.14）	3.063	0.080
特别不能	29（0.14）	8（0.29）	3.797	0.094
河流分布			20.621	0.004 * *
左右	77（0.36）	16（0.59）	3.671	0.055
上下	27（0.13）	2（0.07）	0.849	0.545
右上左下	54（0.26）	8（0.26）	0.046	0.829

续表

图形指标	非临床组 n（%）	临床组 n（%）	卡方值	P
左上右下	50（0.24）	2（0.07）	4.282	0.039 *
不明	2（0.02）	1（0.1）	1.281	0.323
河流的线远近法效果			13.063	0.011 *
明显	32（0.15）	0（0.0）	4.877	0.033 *
不明显	25（0.12）	3（0.11）	0.028	1.000
没有	148（0.70）	22（0.79）	0.919	0.338
构图上没有必要	7（0.03）	3（0.11）	3.403	0.098
河流的形态				
直线	63（0.29）	3（0.11）	4.301	0.038 *
蛇形	41（0.19）	2（0.07）	2.502	0.114
曲线	108（0.51）	23（0.82）	9.712	0.002 * *
不明	1（0.01）	0（0.0）	0.133	1.000
河流与道路关系				
单侧平行	3（0.01）	1（0.03）	0.762	0.383
双侧平行	35（0.17）	10（0.37）	6.603	0.010 * *
相接（仅有交点）	11（0.05）	0（0.0）	1.469	0.618
单侧平行交叉	1（0.01）	0（0.1）	0.128	1.000
双侧平行交叉	2（0.01）	0（0.2）	0.257	1.000
没有平行关系	160（0.76）	16（0.59）	3.243	0.072
河流和道路的描线共有			25.803	0.000 * * *
河流和道路的交叉	61（0.29）	1（0.03）	7.835	0.005 * *
描线共有（直接平行）	14（0.07）	9（0.33）	19.674	0.000 * * *
有缓冲带（间接平行）	48（0.23）	3（0.11）	1.897	0.168
无关系	88（0.42）	14（0.52）	1.047	0.306
混在	1（0.01）	0（0.0）	0.128	0.721
分叉的河流	8（0.04）	0（0.0）	1.093	0.296
一边河岸缺失的河流	12（0.06）	3（0.11）	1.078	0.299
分割边角的河流	67（0.32）	7（0.25）	0.506	0.477
上下贯穿的河流	44（0.21）	2（0.07）	2.958	0.085
对称的河流	3（0.01）	0（0.0）	0.401	0.526
远景端中断的河流	59（0.28）	5（0.18）	1.258	0.262
近景端中断的河流	42（0.20）	5（0.18）	0.06	0.807
河流和道路的交叉	99（0.47）	6（0.21）	6.418	0.011 *
沿着上边框河流	13（0.06）	2（0.07）	0.005	0.945

续表

图形指标	非临床组 n（%）	临床组 n（%）	卡方值	P
沿着下边框河流	43（0.20）	9（0.29）	1.231	0.267
连接左右边框河流	56（0.26）	0（0.0）	10.641	0.001＊＊＊
连接上下边框河流	18（0.09）	0（0.0）	2.843	0.092
连接上边框与左右边框河流	21（0.10）	4（0.12）	0.263	0.608
连接下边框与左右边框河流	38（0.18）	4（0.12）	0.477	0.490
连接地平线与左右边框河流	0（0.0）	0（0.0）		
作为下边框部分的角落河流	9（0.05）	2（0.07）	0.305	0.581
整个下边框河流	13（0.06）	2（0.07）	0.005	0.945
越来越细的河流	35（0.17）	1（0.03）	3.782	0.052
河流的缺失	0（0.0）	14（0.50）	116.766	0.000＊＊＊
山				
山的分布			13.421	0.020＊
远景正面	97（0.46）	5（0.18）	7.987	0.005＊＊
远景右侧	43（0.20）	10（0.37）	3.368	0.066
远景左侧	52（0.25）	6（0.21）	0.139	0.709
中间	7（0.03）	3（0.11）	3.374	0.099
近景	5（0.02）	2（0.07）	1.981	0.192
其他	7（0.03）	2（0.07）	0.998	0.285
山的陵线				
平缓	109（0.52）	12（0.41）	0.766	0.381
险峻	76（0.36）	14（0.52）	2.058	0.151
混在	26（0.12）	2（0.07）	0.641	0.423
山的形态			17.875	0.007＊＊
连山	155（0.73）	21（0.72）	0.018	0.893
翠屏	27（0.13）	1（0.03）	2.052	0.216
一峰	19（0.09）	5（0.18）	2.115	0.175
混在	8（0.04）	1（0.03）	0.004	1.000
无法判定	1（0.01）	0（0.0）	0.134	1.000
陵线越框				
山顶高过上框	31（0.15）	1（0.03）	3.097	0.081
山整体在框内	179（0.85）	26（0.93）	0.019	0.795
混在	1（0.01）	1（0.03）	2.497	0.240
山的缺失	0（0.0）	3（0.10）	20.676	0.002＊＊
田				
田的远近法效果				

续表

图形指标	非临床组 n（%）	临床组 n（%）	卡方值	P
明显	8（0.04）	0（0.0）	0.981	1.000
不明显	33（0.16）	0（0.0）	4.546	0.030 *
没有	170（0.81）	25（1.0）	5.879	0.015 *
山中的田	22（0.10）	1（0.04）	1.322	0.250
山路上的田	4（0.02）	0（0.0）	0.674	0.714
中景的田	116（0.55）	10（0.36）	3.581	0.058
近景的田	88（0.42）	9（0.32）	0.901	0.342
境界线上的田	4（0.02）	0（0.0）	0.537	0.464
小路上的田	0（0.0）	0（0.0）		
有水道的田	4（0.02）	0（0.0）	0.537	0.464
田的缺失	0（0.0）	3（0.10）	25.646	0.001 ***
路				
路的远近法效果				
明显	18（0.09）	2（0.08）	0.008	1.000
不明显	33（0.16）	1（0.04）	2.456	0.142
没有	156（0.74）	21（0.81）	1.208	0.270
构图上没有必要	4（0.02）	2（0.08）	3.361	0.124
道路的形态				
直线	86（0.41）	11（0.42）	0.013	0.910
曲线	107（0.51）	15（0.58）	0.391	0.532
混在	16（0.08）	0（0.0）	2.136	0.228
在远景中中断的道路	55（0.26）	5（0.18）	0.863	0.353
在近景中中断的道路	61（0.29）	6（0.21）	0.663	0.415
岔路	36（0.17）	1（0.04）	3.120	0.077
山道	29（0.14）	3（0.11）	0.188	0.664
一线路	41（0.19）	3（0.11）	1.229	0.268
回旋路	3（0.01）	0（0.0）	0.401	0.526
路的缺失	0（0.0）	8（0.26）	66.574	0.000 ***
房				
房屋和边框的关系				
被边框挡住	11（0.05）	1（0.03）	0.179	1.000
框内	193（0.93）	28（0.97）	0.573	0.701
混在	4（0.02）	0（0.0）	0.567	0.567
房屋的近景配置				
近景右下	40（0.19）	9（0.31）	2.162	0.141
近景左下	41（0.20）	5（0.18）	0.099	0.753

续表

图形指标	非临床组 n（%）	临床组 n（%）	卡方值	P
近景中心	15（0.07）	3（0.11）	0.356	0.469
近景右下和左下	0（0.0）	0（0.0）		
近景右下和中心	3（0.01）	0（0.0）	0.424	1.000
没有近景	109（0.53）	12（0.41）	1.238	0.266
河边的房屋	90（0.43）	8（0.29）	1.973	0.160
山中的房屋	24（0.11）	5（0.18）	0.995	0.319
田边的房屋	103（0.49）	9（0.32）	2.759	0.097
路旁的房屋	130（0.61）	10（0.36）	6.672	0.010＊＊
村落	12（0.06）	1（0.04）	0.211	0.646
房屋的立体表现	93（0.45）	6（0.21）	6.038	0.010＊＊
门口	181（0.87）	20（0.69）	6.439	0.011＊
窗子	171（0.82）	18（0.62）	6.478	0.039＊
烟囱	73（0.35）	3（0.11）	0.012	0.028＊
房的缺失	0（0.0）	7（0.23）	51.735	0.000＊＊＊
树				
树的近景配置				
近景右下	37（0.18）	5（0.17）	0.003	0.960
近景左下	44（0.21）	5（0.17）	0.215	0.643
近景中心	17（0.08）	3（0.10）	0.168	0.718
近景右下和左下	3（0.01）	0（0.00）	0.420	1.000
近景右下和中心	11（0.05）	0（0.00）	1.592	0.369
近景左下和中心	3（0.01）	1（0.03）	0.632	0.406
近景全领域	1（0.01）	1（0.03）	2.712	0.228
没有近景	94（0.45）	14（0.48）	0.127	0.722
树的形状				
树冠	126（0.61）	17（0.61）	0.020	1.000
基本型	43（0.21）	2（0.07）	2.960	0.085
放散型	32（0.16）	8（0.29））	3.002	0.105
椰子型	1（0.01）	1（0.04）	2.788	0.225
其他	3（0.01）	0（0.0）	0.411	1.000
不明	2（0.01）	0（0.0）	0.273	1.000
有根	8（0.04）	4（0.14）	5.527	0.019＊
有地平线	41（0.2）	11（0.39）	5.431	0.020＊
树干底部有宽度	72（0.35）	3（0.11）	6.591	0.037＊
树和其他项目有公共线	3（0.01）	4（0.14）	14.062	0.000＊＊＊

续表

图形指标	非临床组 n（%）	临床组 n（%）	卡方值	P
河岸上的树	75（0.36）	8（0.29）	0.506	0.477
山中的树	58（0.27）	8（0.29）	0.018	0.893
田旁的树	81（0.39）	4（0.14）	6.188	0.013 *
路旁的树	88（0.42）	9（0.32）	0.901	0.342
家附近的树	141（0.67）	12（0.43）	5.987	0.014 *
一线状树干的树	45（0.21）	9（0.32）	1.69	0.194
树冠	171（0.81）	18（0.62）	3.963	0.047 *
一部分被边框挡住的树	16（0.08）	0（0.0）	2.264	0.132
立在纸的下缘上的树	21（0.1）	5（0.18）	1.619	0.203
排成一排的树	69（0.33）	9（0.32）	0.002	0.966
树林	7（0.03）	0（0.0）	0.952	0.329
森林	1（0.01）	0（0.0）	0.133	0.716
树叶	20（0.09）	3（0.11）	0.047	0.829
果实	29（0.14）	3（0.11）	0.188	0.664
一线型的枝	44（0.21）	6（0.21）	0.007	0.934
树的缺失	0（0.0）	2（0.07）	14.913	0.014 *
人				
性别				
同性	56（0.27）	8（0.30）	0.080	0.778
异性	13（0.06）	2（0.07）	0.051	0.686
两性	59（0.28）	4（0.15）	2.274	0.132
不明	82（0.39）	13（0.48）	0.721	0.396
四等身				
头＞四等身	105（0.50）	16（0.60）	0.697	0.404
无	81（0.39）	9（0.33）	0.339	0.560
混在	4（0.02）	0（0.0）	0.531	1.000
不明	19（0.09）	2（0.07）	0.092	1.000
动态行为	162（0.77）	16（0.59）	3.998	0.262
静态行为	89（0.42）	12（0.44）	0.163	0.922
铁丝型的手脚	122（0.58）	14（0.56）	0.04	0.841
脸的形状	120（0.57）	19（0.70）	16.893	0.001 * * *
河岸上的人	63（0.30）	7（0.25）	0.266	0.606
山中的人	18（0.09）	1（0.04）	0.821	0.365
田中的人	69（0.33）	2（0.07）	7.663	0.006 * *

续表

图形指标	非临床组 n（%）	临床组 n（%）	卡方值	P
路上的人	61（0.29）	9（0.32）	0.136	0.712
家里的人	16（0.08）	1（0.03）	0.594	0.441
家附近的人	123（0.58）	12（0.43）	2.31	0.129
树附近的人	71（0.34）	4（0.14）	4.246	0.039*
人的记号化	86（0.41）	5（0.18）	5.418	0.020*
人际情况	88（0.42）	9（0.32）	0.901	0.342
人的缺失	0（0.0）	3（0.10）	25.646	0.001***
花				
花的形态水准高	28（0.13）	2（0.09）	0.397	0.528
花有省略化	181（0.87）	20（0.87）	0.002	0.962
河岸的花	77（0.36）	3（0.11）	7.298	0.007**
山中的花	17（0.08）	5（0.18）	2.875	0.090
田边的花	66（0.31）	5（0.18）	2.092	0.148
路旁的花	87（0.42）	6（0.21）	4.007	0.045*
家旁边的花	111（0.52）	7（0.25）	7.407	0.006**
树下的花	66（0.31）	5（0.18）	2.092	0.148
人旁边的花	59（0.28）	6（0.21）	0.513	0.474
花田	26（0.12）	0（0.0）	3.851	0.050*
花的缺失	0（0.0）	6（0.19）	23.299	0.000***
动物				
动物的形态水准高	33（0.16）	4（0.17）	0.008	0.927
动物有省略化	175（0.85）	20（0.83）	0.024	0.877
河中的动物	97（0.46）	7（0.25）	4.339	0.037*
山中的动物	13（0.06）	0（0.0）	1.815	0.178
田中的动物	30（0.14）	2（0.07）	1.051	0.305
路上的动物	10（0.05）	2（0.08）	0.306	0.580
房屋附近的动物	83（0.39）	7（0.25）	2.113	0.146
树旁边的动物	58（0.27）	6（0.21）	0.445	0.505
人旁边的动物	55（0.26）	5（0.18）	0.863	0.353
花旁边的动物	44（0.21）	6（0.21）	0.007	0.934
浮在空中的动物	59（0.28）	3（0.11）	3.782	0.052
狗	46（0.22）	6（0.21）	0.001	0.974
猫	23（0.11）	3（0.11）	0	0.983
兔	12（0.01）	0（0.0）	1.668	0.196

图形指标	非临床组 n（%）	临床组 n（%）	卡方值	P
家畜	69（0.33）	4（0.14）	3.897	0.048 *
鱼	86（0.41）	7（0.25）	2.525	0.112
鸟	73（0.34）	6（0.21）	1.895	0.169
昆虫	5（0.02）	0（0.0）	0.674	0.412
蝴蝶	9（0.04）	1（0.04）	0.028	0.867
两栖类	8（0.04）	1（0.04）	0.003	0.958
空想的动物	3（0.01）	0（0.0）	0.401	0.526
动物的缺失	0（0.0）	13（0.42）	105.529	0.000 * * *
岩石				
岩石的数量			14.619	0.002 * *
1 颗	23（0.11）	4（0.19）	1.069	0.294
2 颗	16（0.08）	5（0.24）	5.683	0.033 *
3 颗以上	164（0.81）	12（0.57）	6.320	0.022 *
岩石的形态水准高	16（0.08）	1（0.05）	0.264	0.607
岩石有省略化	194（0.96）	19（0.86）	3.33	0.068
河中石	24（0.11）	0（0.0）	3.522	0.061
岸边石	74（0.35）	10（0.36）	0.007	0.933
山中石	57（0.27）	5（0.18）	1.053	0.305
田中石	8（0.04）	0（0.0）	1.093	0.296
路上石	52（0.25）	3（0.11）	2.672	0.102
房边石	51（0.24）	4（0.14）	1.337	0.248
树下石	28（0.13）	3（0.11）	0.137	0.712
人边石	25（0.12）	4（0.14）	0.145	0.704
近花石	50（0.24）	5（0.18）	0.459	0.498
动物边上的石	20（0.09）	2（0.07）	0.156	0.693
巨大石	50（0.24）	11（0.39）	3.216	0.073
有用石	21（0.1）	1（0.04）	1.192	0.275
河冲	10（0.05）	0（0.0）	1.378	0.240
铺石的护岸	5（0.02）	0（0.0）	0.674	0.412
石桥	22（0.10）	2（0.01）	0.288	0.592
地藏佛像	0（0.0）	0（0.0）		
墓	0（0.0）	0（0.0）		
石头的缺失	0（0.0）	5（0.16）	49.437	0.000 * * *

续表

图形指标	非临床组 n（%）	临床组 n（%）	卡方值	P
其他				
桥梁	61（0.29）	1（0.04）	8.199	0.004＊＊
太阳	107（0.51）	11（0.39）	1.238	0.266
其他的添加项目	83（0.39）	10（0.32）	0.544	0.461
风景图中的自我形象				
风景中的自我形象和他人形象			19.167	0.000＊＊＊
和他人形象一致	120（0.56）	13（0.48）	0.694	0.405
和他人形象不一致	59（0.28）	1（0.04）	7.414	0.006＊＊
不明	33（0.17）	13（0.48）	16.358	0.000＊＊＊
风景中的自我形象的位置（1）				
在河的附近，或河的中间	34（0.17）	2（0.08）	1.510	0.270
在田的附近，或田的中间	16（0.08）	1（0.04）	0.579	0.701
路上，略旁	30（0.15）	4（0.15）	0.002	1.000
房屋附近	33（0.17）	8（0.31）	3.106	0.102
房屋中	40（0.20）	7（0.27）	0.648	0.421
树的附近，树下	16（0.08）	1（0.04）	0.579	0.701
他人形象的附近	13（0.07）	1（0.04）	0.284	1.000
岩石的附近	4（0.02）	0（0.0）	0.532	1.000
其他	13（0.07）	2（0.08）	0.050	0.687
风景中的自我形象的位置（2）				
远景	26（0.13）	4（0.15）	0.109	0.742
中景	86（0.42）	7（0.26）	2.433	0.119
近景	67（0.32）	12（0.44）	1.558	0.212
空中	1（0.01）	0（0.0）	0.131	1.000
边框外	25（0.12）	4（0.15）	0.165	0.755
其他	2（0.01）	0（0.0）	0.263	1.000
风景中自我形象的行为				
动态行为	89（0.43）	11（0.41）	0.050	0.824
静态行为	87（0.42）	15（0.56）	1.777	0.182
人际关系	14（0.07）	0（0.0）	1.942	0.380
无行为	10（0.05）	1（0.04）	0.068	1.000
不明	8（0.04）	0（0.0）	1.080	0.601

依据上表结果，分为 11 个风景项目及全体指标、自我形象共 13 个项目分别

进行说明和讨论（其中，与皆藤章等人结果对照均来自皆藤章的《风景构成法——一种独具特色的绘画心理疗法》[①] 一书）：

①全体指标

临床组构成阶段、空间阶段得分较非临床组低，且视点场多为三个或以上，差异显著。这方面结果和皆藤章所得病理状态指标相似，但不同的是，皆藤章等人还发现，整个风景图画在边框内但不和边框相接也是明显的病理状态指标。本书并未发现这一点，虽然上表可见临床组绘画在框内但并不与边框相接的比例更高，但是并无显著差异；相反在绘画位置上存在显著差异，即临床组更多地按规定方位绘画，这有可能因为临床组被试为一对一施测，而非临床组为集体施测，可能有没有听清或不认真听规则的情况发生，与是否病理并无关系。

②河

河流指标中，临床组与非临床组被试存在差异的指标比较多，分别为：左上右下的河流分布（非临床组多于临床组 $P<0.05$）、明显的河流线远近法效果（非临床组多于临床组 $P<0.05$）、直线的河流形态（非临床组多于临床组 $P<0.05$）、曲线的河流形态（非临床组多于临床组 $P<0.01$）、河流和道路交叉（非临床组多于临床组 $P<0.01$）、河流道路直接平行描线共有（非临床组少于临床组 $P<0.001$）、连接左右边框河流（非临床组多于临床组 $P<0.001$）、河流缺失（只有临床组有 $P<0.001$）。

这里，和皆藤章等人的结果不一致的有，皆藤章等人研究发现，病理组被试与健康组被试差异显著的有河流的右上左下分布，其中病理组更多这种河流分布；而本书发现两组被试中差异显著的河流分布为左上右下的河流分布，这可能是由于两国间对方位的认识文化不同，即日本文化中认为右边象征圣洁，右为上，而中国则相反（Tuan，1977）。这也引起我们警惕，数据证明两国间的左右空间意识不同，故在引用日本艺术疗法中关于空间的意义之时，应注意纠正，不可照搬。您也可以返回本书关于空间解读那一节重温这一中日文化差别（49 页）。

同时，非临床组更多河流道路交叉的状态，而临床组更多直接平行的河流状态，且有河流缺失的状态。风景构成法认为河流为潜意识，道路为意识，则上述情况与临床组意识潜意识分不清无法辨明现实与虚幻相对应。且非临床组的大学生对河流的线远近法效果及现实的认知能体现在风景作品中。

---

①　皆藤章著，吉沅洪等译.《风景构成法——一种独具特色的绘画心理疗法》［M］. 北京：中国轻工业出版社. 2011 年 5 月版. 262～267.

③山

山的指标中，两组被试差异显著的有：山的远景正面分布（非临床组多于临床组，P<0.01）、山的形态（在翠屏形态上非临床组更多，在一峰形态上临床组更多，两组都以连山为主，P<0.01）、山的缺失（只有临床组存在 P<0.01），与皆藤章等人的结果相同。

但"连山"被皆藤章认为是病理群的退行指标，但我们研究中发现无论是临床组（72%）还是非临床组（73%）均以连山为主，可见这也是一种文化差异，符合我国的大陆文化与日本的海岛文化差异，我国绘画中可能习惯性的有这种连山形态，和带烟囱的小房屋一样是一种群体无意识。

④田

两组被试检验差异显著的有：田的远近法效果（临床组被试均没有体现田的远近法效果，而非临床组81%无远近法效果，16%有不明显的远近法效果，两组差异均显著，P<0.05）、田的缺失（非临床组被试没有这种情况发生，P<0.001）。

⑤路

在这个指标上，只有路的缺失一项是有显著差异的，即临床组被试出现缺失的现象，而非临床组并没有（P<0.001）。

而皆藤章等研究发现，一线路是病理指标，而山道和小路都是两组有显著差异的指标，健康组较多；本书发现岔路、山道确实非临床组更多，但是并无显著差异，且一线路上也并没有差异，且非临床组更多。这可能与国内的山水画有关，中国文化中山水画是很重要的一部分，而山水画中无论是岔路和山道都基本上已经成为一种默认；而一线路可能是与城市扩张和一线式马路、高速路的增多普及有关，不同于日本岛国，长直一线路少，多丘陵。

⑥房

房指标中，两者有显著差异的有：路旁的房屋（非临床组较临床组多 P<0.01）、房屋的立体表现（非临床组较临床组多 P<0.01）、门口、窗子和烟囱（非临床组均较临床组多 P<0.05）、房的缺失（仅临床组才有 P<0.001）。

以上，路旁的房屋、房屋的立体表现和门口与皆藤章等人的研究结果相同，但本书还发现窗子和烟囱也是差异显著的指标。

⑦树

树的指标中，两者有显著差异的有：树的棵数（非临床组被试更多 P<0.05）、根和地平线（非临床组较临床组少 P<0.05）、树干底部有宽度（非临床组较临床组多 P<0.05）、树和其他项目有公共线（非临床组较临床组少 P<

0.001)、田旁的树、家附近的树和树冠（非临床组均较临床组多 P＜0.05）、树的缺失（临床组特性 P＜0.05）。

和皆藤章等人的结果不一致，皆藤章等人在树指标中发现的病理指标有：河岸上的树木、树冠大于树干的树木、一线枝等，但是，本书中并无发现。

⑧人

人的指标中，两组被试有差异的有：人数（非临床组被试更多 P＜0.05）、脸的形状（非临床组较临床组少 P＜0.001）、田中的人（非临床组较临床组多 P＜0.01）、树附近的人（非临床组较临床组多 P＜0.05）、人的记号化（非临床组较临床组多 P＜0.05）、人的缺失（临床组被试才有 P＜0.001）。

以上与皆藤章等人结果相同的有田中的人和人的记号化。树附近的人临床组被试更少，可能显示临床组被试对自我认识中理想与现实的脱节，而脸的形状非临床组更少，可能表明了绘画水平的局限或者自卑感。

⑨花

在花这一指标中，临床与非临床组被试差异显著的有：河岸的花（非临床组较临床组多 P＜0.01）、路旁的花（非临床组较临床组多 P＜0.05）、家旁边的花（非临床组较临床组多 P＜0.01）、花田（只有非临床组有的特性 P＜0.05）、花的缺失（只有临床组有的特性 P＜0.001）。

皆藤章等人也认为河岸的花、路上和路旁的花是病理指标，但其还认为树下的花也是病理指标，而本研究中并无发现这一点，而发现"家旁边的花"与"花田"是值得提出的病理指标。

⑩动物

在动物指标中，只有三项有显著差异：河中的动物（非临床组较临床组多 P＜0.05）、家畜（非临床组较临床组多 P＜0.05）、动物的缺失（临床组特性 P＜0.001）。

河中的动物与皆藤章等人结果一致，此外，他还认为路上和路旁动物以及鸟类都是病理差异性指标，但本书中并无这种差异，可能与两国的风俗与习惯有关。另外，家畜上表现的显著差异是我国被试不同于日本受试者的。

⑪石头

在石头一项中，有显著差异的仅表现在石头的数量上（P＜0.001）：非临床组被试出现 3 颗以上的石头为正常的大多数现象，而与临床组被试不同。

皆藤章等人认为河中石为差异指标，本书并无发现，虽然接近 0.05 显著性水平，可能源于日本多溪而中国多河川之故。

⑫其他添加项目

桥梁一项上，两组有显著差异（P<0.01），非临床组被试更多添加桥梁，而临床组被试则几乎没有，桥梁被认为是沟通、联通的工具，与临床被试缺乏沟通能力相符。

⑬自我形象

在这一指标中，不同的为"风景中的自我形象和他人形象不一致"中，非临床组比例更多（P<0.01），而在是否一致的不明确上，临床组拥有更高比例（P<0.001），临床组被试的自我形象要么与他人一致要么无法确定，几乎没有与他人形象不一致的时候，也即临床被试无法分清虚幻与现实，或者过分清晰，无法进入假设情境。大部分临床组被试在被问及风景中是否有自己或哪一个人是自己时，一般都回答："我在这里画画"或"画的人就是我"。

在自我形象的位置与空间分布上并无显著差异，与皆藤章等人研究结果不同①。

本次研究中，因为需要被试良多，在非临床组被试并无涂色步骤，而临床组被试实施了上色步骤，故在色彩的项目上并不进行差异检验，有待之后的研究者完善。

值得一提的是，各项目上的缺失只有临床组被试才出现，而且临床组被试还是在一对一的施测中还出现，一般他们在回答为什么不画某项目或某些项目的时候，他们一般会说："我不会画""画不下了""不想画"，可见，缺失现象并不只是侥幸，而是一种心理机能的缺失或者病理状态的体现。

以上结果中，与皆藤章等人日本文化环境中所得结果大部分为相同，但也有不同之处或者是国内被试才有的特性，即，我们大致可以认为，由日本发展的风景构成法及其结果引入国内有可用之处，但是某些与文化有关的项目如左右空间意义，或者是与两国地理水文状态有关的集体无意识如溪石等都需要好好考虑，这些方面都与日本的研究结果不同。

二、Y-G 人格测验与风景构成法的相关、差异检验与回归检验

上一小节，我们探讨了风景构成法中检核指标的精神病性指标，本小节中，我们将探讨风景构成检核指标中可能的人格特异性指标，分为三小部分，第一部分为相关性检验，第二部分为 Y-G 人格指标得分高低两组在风景构成指标中的表现差异检验，第三部分为回归检验，以大学生被试为对象。

（1）风景构成检测指标与 Y-G 人格测验人格特异性指标的相关检验

---

① 皆藤章著，吉沅洪等译.《风景构成法——一种独具特色的绘画心理疗法》［M］. 北京：中国轻工业出版社. 2011 年 5 月版. 62～72. 病理组与正常组在自我形象位置上有显著差异的有：路旁路上、田野附近或田野里、河的附近或河里，对人状况为缺乏关联性. 在自我形象与他人形象是否一致则并无差异.

表5-14　Y-G人格测验与风景构成法的相关分析表

图形指标	D 抑郁质	C 循环性	I 自卑感	N 神经质	O 主观性	Co非协作性	Ag 攻击性	G一般活动性	R乐天性	T思维外向型	A支配性	S社会外向型
全体指标												
构成阶段	−.002	−.091	−.091	−.003	.003	.025	.188	.103	−.050	−.123	.015	−.023
空间阶段	.089	.051	.089	.142*	.040	.074	.214**	−.077	−.072	−.099	−.071	−.071
绘画方位	−.036	−.039	−.038	.085	−.075	.010	.068	.103	−.011	−.014	−.035	−.078
视点场	.052	.011	.021	.020	.102	.171*	.104	−.058	−.032	−.016	−.062	−.117
和边框的关系	−.048	−.092	.001	.020	−.085	.185*	−.055	−.049	−.067	.079	−.069	−.105
风景中的中心事物	.071	.057	.101	.018	−.106	.041	−.054	−.135	−.048	.162*	−.006	−.155**
河												
河流的起点的融合度	−.014	−.044	.002	.063	−.015	.048	−.072	.085	.060	.025	−.040	.046
河流的线远近法效果	−.044	.049	−.012	−.044	.083	.088	.008	.073	.246**	.102	.101	−.010
河流的形态	−.018	−.139	.004	−.049	−.102	.138	−.079	−.013	−.091	−.055	−.075	−.098
河流与道路的关系	−.029	−.040	.041	−.010	.059	−.012	−.147	−.090	−.028	.052	−.074	.042
河流道路的描线的共有	−.089	−.053	−.069	−.061	.052	−.001	−.041	.080	.049	.015	.201*	.182*
分叉的河流	.059	−.161*	−.032	−.011	−.116	−.063	−.120	−.107	−.142	.011	.019	−.027
一边河岸缺失的河流	−.066	−.098	−.046	−.048	−.145*	−.046	−.049	−.014	−.168	.092	−.046	.044
分割边角的河流	.022	−.014	.018	−.066	−.049	.022	−.045	−.130	.030	.082	.064	−.022
上下贯穿的河流	.047	.064	.084	.076	.089	.046	−.036	−.144	−.028	−.099	−.024	.018
对称的河流	−.008	.	−.016	.072	−.016	.053	.	−.043	−.081	.029	.026	.021
远景端中断的河流	−.014	.165	.012	−.065	.007	−.042	.076	.073	.047	−.018	.119	.141
近景端中断的河流	−.083	.053	−.074	−.154*	−.029	−.040	.029	.061	.117	.099	.161*	.184*

续表

图形指标	D 抑郁质	C 循环性	I 自卑感	N 神经质	O 主观性	Co非合作性	Ag 攻击性	G一般活动性	R乐天性	T思维外向型	A支配性	S社会外向型
河流和道路的交叉	-.060	-.038	-.203*	-.099	.018	.083	.071	.210**	.169	.010	.266**	.082
沿着上边框河流	-.034	-.069	-.028	-.085	.076	.031	.121	.016	.122	-.028	-.043	-.107
沿着下边框河流	-.128	-.095	-.064	-.115	-.056	-.143	-.033	.169*	-.092	-.027	.068	.162*
连接左右边框河流	.025	-.141	-.106	-.015	-.187*	.122	.039	-.072	-.101	.049	.013	-.060
连接上下边框河流	.084	.062	.154	.104	-.004	.079	-.105	-.160*	-.057	-.103	-.011	-.059
连接上边框与左右边框河流	.033	-.011	.081	-.009	-.070	.053	.031	.001	.038	.050	-.022	.002
连接下边框与左右边框河流	-.130	-.095	-.099	-.105	-.167	-.066	-.058	-.088	-.029	.122	.075	.033
作为下边框部分的角落河流	-.156*	.011	.045	-.119	-.116	-.108	-.047	-.026	-.099	.114	-.004	.058
整个下边框河流	-.034	-.169*	-.029	-.033	-.182*	-.031	-.058	.132	-.031	.072	-.025	.058
越来越细的河流	-.050	.029	-.015	-.027	-.027	-.007	-.003	-.141	.158	.080	.101	.043
河流的缺失	-.109	-.286	-.250	-.182	-.245	-.257	-.478*	-.380	-.283	.514*	.	-.020
山												
山的分布	.134	.034	.051	-.080	.008	.173*	.088	-.090	-.015	-.109	-.018	-.004
山的数量	.025	-.083	.033	-.013	-.003	-.047	.111	.095	.041	-.113	-.031	.024
山的陵线	-.012	-.079	.063	-.045	-.041	-.096	.017	-.030	-.010	-.111	-.039	.001
陵线越框	.025	-.043	.019	-.002	-.104	-.004	-.062	.022	.122	.034	.009	.016
山的缺失	-.145	.115	.067	.108	.139	-.313	-.327	.331	.383*	.193	.	-.093
田												
田的近近法效果	-.057	-.097	.014	-.117	-.088	-.052	-.151*	-.046	.012	.108	.034	.104
山中的田	-.018	-.062	.074	.021	.007	.017	-.065	.022	-.024	-.078	-.051	-.010

续表

图形指标	D 抑郁质	C 循环性	I 自卑感	N 神经质	O 主观性	Co 非合作性	Ag 攻击性	G 一般活动型	R 乐天性	T 思维外向型	A 支配性	S 社会外向型
山路上的田	.090	.095	-.031	.124	.046	.065	.071	-.025	.081	.029	-.064	-.048
中景的田	-.098	-.118	-.042	-.081	-.127	-.021	-.005	.128	.074	-.058	.135	.149
近景的田	.133 *	.088	.082	.179 *	.203 *	.256 ***	-.057	-.208 **	-.193 *	-.072	-.105	-.198 *
境界线上的田		-.033	-.004	.051	-.016	.065	-.120	-.061	-.081	.064	-.128	-.097
有水道的田	.074	.117	.111	.102	.081	.065	.101	.037	.078	.029	-.110	-.097
田的缺失	-.145	-.250	-.683 **	-.316	-.451		-.327	-.132	.	.193		-.135
路												
路的远近法效果	-.002	.050	.063	-.022	.072	.016	-.096	-.006	.035	.012	-.026	-.049
道路的形态	-.047	.049	-.036	-.189 *	-.089	-.088	-.039	-.033	-.002	.063	.031	-.079
在远景中中断的道路	-.045	.026	.045	-.064	-.058	.013	-.057	.083	-.221 *	.042	.028	.027
在近景中中断的道路	-.036	-.066	.038	-.057	-.025	.033	-.129	.033	-.041	.012	-.006	.060
岔路	.075	.105	.172 **	.078	-.011	.117	.021	-.066	.064	-.084	-.135 *	-.086
山道	.006	-.003	.073	-.023	.145	.002	-.033	-.105	.077	.058	.012	-.002
一线路	.103	.022	-.003	-.103	.131	-.007	.003	-.018	-.066	-.151	.054	.048
回旋路	.074	-.033	.078	.072	.081	.053		-.043	.018	-.019	-.110	-.048
路的缺失	-.048	-.375	-.537 *	-.055	-.346	-.157	-.080	.043	.030	.426	.000	.000
房												
房屋和边框的关系	.040	.075	.189 **	-.023	.155	.063	-.162	-.134 *	.000	.011	-.177 **	-.131 *
房屋的近景配置	.139	.074	.042	.120	.134	.107	.120	-.084	-.067	-.008	-.110	-.057
房屋的数量	-.095	.114	-.067	-.058	-.135	-.014	-.055	-.010	.130	.102	.046	.065

续表

图形指标	D 抑郁质	C 循环性	I 自卑感	N 神经质	O 主观性	Co 集合作生	Ag 攻击性	G 一般活动性	R 乐天性	T 思维外向型	A 支配性	S 社会外向型
房屋的立体表现	-.106	-.034	-.088	.029	-.045	.003	-.001	.010	.193*	.052	.126	.006
门口	.045	.129	-.089	.015	-.011	.175*	.197*	.043	.230*	.061	.006	-.082
窗子	.015	-.106	-.094	.026	-.052	.036	.121	-.059	-.069	-.085	-.029	-.211**
烟囱	-.080	-.146	-.081	-.171*	-.081	.072	-.039	.007	.052	.039	.013	-.003
河边的房屋	-.064	.080	-.129	-.098	-.169	.024	.036	.054	.077	.115	-.017	-.042
山中的房屋	.010	.096	.188*	.028	.181*	-.025	-.155	-.079	.028	-.040	-.094	.068
田边的房屋	-.028	-.014	-.029	-.058	.061	.050	.042	.043	.091	-.022	.082	.109
路旁的房屋	.116	.071	.072	.046	.067	.103	.075	-.023	.009	-.133	.078	.068
村落	.169*	.042	.188*	.145*	.187*	.070	.167**	-.183**	.043	.011	-.005	-.024
房的缺失	-.378	-.490*	-.683**	-.200	-.382*	-.454*	-.480	.091	-.083	.426		.046
树												
树的近景配置	-.166*	.050	-.167*	-.050	-.009	-.065	-.090	-.064	-.130	.247**	-.030	.025
树的棵数	.048	.010	.059	.063	.096	-.065	.058	-.043	-.007	.061	-.135	-.038
树的形状	-.058	-.005	-.112	.049	-.070	.012	-.010	.030	-.164	-.018	-.042	.027
根	.073	-.166	.019	.076	.127	-.048	-.015	.045	-.072	.045	-.049	-.008
地平线	-.092	.012	-.130	-.185*	-.185*	-.097	-.010	.045	-.052	.066	.057	.036
树干底部的宽度	-.109	.015	-.139	-.100	-.102	-.133	-.157	.171*	-.001	.127	.034	.069
树和其他项目公共线	.039	.073	.128	.021	.142	.065	-.102	.050	-.115	-.017	-.065	.027
河岸上的树	-.013	.062	-.002	.002	.119	-.004	-.102	-.061	.134	-.103	-.068	-.124
山中的树	-.014	.013	.050	-.019	.017	.065	.016	.014	-.014	-.023	.058	.003

续表

图形指标	D 抑郁质	C 循环性	I 自卑感	N 神经质	O 主观性	Co非合作性	Ag 攻击性	G一般活动性	R乐天性	T思维外向型	A支配性	S社会外向型
田旁的树	.047	.087	.098	-.016	-.075	.028	.064	-.077	.060	-.008	.037	.055
路旁的树	.007	.065	.001	.045	.088	.041	.005	.071	-.071	-.136	.068	.071
家附近的树	.080	.034	.017	.132	-.108	.084	.066	-.047	-.053	-.165	.143	.049
一线状的树干	.092	.053	.122	.013	.188*	.134	.045	-.081	.020	.118	-.073	-.079
树冠	-.014	-.001	-.124	.039	-.021	.143	.064	.037	-.028	-.081	.028	-.043
一部分被边框挡住的树	.089	-.047	.134	.047	-.209*	.062	-.071	-.087	-.099	-.074	-.166*	.118
立在纸的下缘上的树	-.022	-.017	-.011	-.020	.000	.008	-.114	-.049	-.067	.080	.027	-.024
排成一排的树	-.013	-.010	-.022	-.059	-.052	-.022	-.049	-.040	-.073	-.037	-.013	-.015
树林	-.035	.012	-.032	-.080	-.116	-.012	-.012	-.107	-.115	-.019	.005	-.006
森林	.052	·	.055	-.115	-.103	·	.071	-.043	-.081	·	-.063	-.048
树叶	.053	.161	.117	-.033	.126	.027	.006	-.039	-.081	.114	-.124	-.107
果实	.068	.127	-.013	.013	-.100	.115	.067	-.088	.033	-.064	-.028	.029
一线型的枝	.070	.078	.142	.004	.071	.123	.057	-.013	.075	.183*	-.067	-.081
树的缺失	.150	.115	.067	.108	·	·	-.327	-.091	·	.193	·	-.093
人												
人数	-.121	-.040	-.127	-.138	-.102	-.126	-.040	-.060	.044	.170	.027	.103
性别	-.125	-.010	-.159*	-.094	-.154	.094	.081	.042	.061	.167	.051	.024
动态行为	-.001	.029	.136	.084	.029	-.072	-.066	-.006	-.140	-.084	-.194*	-.093
静态行为	-.110	-.061	-.256***	-.135	-.050	.054	.036	.101	.127	.041	.129	.060
铁丝型的手脚	.129	.001	.034	.033	.122	-.078	.096	-.064	.036	-.057	.098	.050

续表

图形指标	D 抑郁质	C 循环性	I 自卑感	N 神经质	O 主观性	Co 非合作性	Ag 攻击性	G 一般活动性	R 乐天性	T 思维外向型	A 支配性	S 社会外向型
脸的形状	-.009	.086	-.049	-.001	-.141	.012	.028	-.067	-.114	.051	-.192 *	-.086
四等身	.003	-.005	.024	-.109	-.039	-.136	-.052	.094	-.057	.078	-.038	-.010
河岸上的人	-.038	.007	-.060	-.038	.076	.018	.168	.059	.169	-.066	.155	.016
山中的人	.000	-.017	.095	-.020	.060	.086	-.120	-.039	-.057	-.043	-.001	.099
田中的人	.047	.085	.089	-.021	-.025	.002	-.058	.041	.013	.039	-.015	.003
路上的人	-.038	-.005	.089	-.023	.003	-.038	-.075	-.083	-.124	-.027	.064	.042
家里的人	.048	-.076	.027	-.001	.034	.062	-.090	-.027	-.031	-.133	-.035	-.052
家附近的人	.217 **	.110	.038	.043	.083	.164 *	.196 *	-.074	.106	-.005	.078	-.046
树附近的人	-.047	-.005	-.081	-.029	-.095	.052	-.012	.214 **	.013	-.149	.148	.252 ***
人的记号化	.036	-.099	-.016	-.073	.132	.018	.040	.131	.032	-.136	.182 *	.085
人际情况	.180 *	-.007	.175 *	.194 *	-.048	.072	.129	-.084	-.127	-.133	-.031	-.139
人的缺失	.150	.115	.067	.108	·	·	-.327	-.091	·	.193	·	-.093
花												
花的形态水准	-.026	.038	-.025	-.049	-.006	-.005	-.069	.066	-.023	-.130	.077	.125
花的省略化	.028	-.056	.050	.110	.040	.038	.016	-.039	.089	.001	-.086	-.124
河岸的花	-.005	.113	-.051	.004	-.017	-.015	-.053	-.077	.017	.117	.103	.083
山中的花	.022	.025	.095	.021	-.070	.017	.028	-.114	-.081	-.017	-.124	-.118
田边的花	.054	.099	-.032	-.002	-.041	.126	.116	.033	.224 *	-.003	.087	.163 *
路旁的花	-.034	-.099	-.110	-.106	-.021	.047	.028	.097	.002	-.040	.098	.179 *
家旁边的花	.098	.047	-.050	.011	.003	.184 *	.092	.036	.040	-.031	.111	.080

续表

图形指标	D 抑郁质	C 循环性	I 自卑感	N 神经质	O 主观性	Co 非合作性	Ag 攻击性	G 一般活动性	R 乐天性	T 思维外向型	A 支配性	S 社会外向型
树下的花	.045	-.058	-.081	-.036	.033	.129	.044	.084	.007	-.027	-.110	.044
人旁边的花	-.044	.118	-.110	-.045	-.149	.077	.051	.030	.008	.016	.087	.167 *
花田	-.007	.062	.044	.082	.047	.053	.084	.036	-.010	-.056	.011	-.087
花的缺失	-.031	-.140	.098	-.200	.203	-.279	-.080	.222	.640 *	-.081	.	-.135
动物												
动物的形态水准	-.012	.119	.011	.009	.043	.146	.072	-.035	-.014	-.196 *	-.058	-.023
动物的省略化	.023	-.137	-.039	.025	-.086	-.134	.090	.072	.147	.123	.143	.033
河中的动物	-.005	-.090	-.083	-.051	-.079	.003	.018	.019	-.099	.015	.062	-.058
山中的动物	.089	-.002	.081	.033	-.105	.108	.019	-.027	-.099	-.168	.038	.010
田中的动物	.162 *	.181 *	.138	.078	.130	.110	.035	-.084	.134	-.040	.004	-.095
路上的动物	.102	.092	.066	.122	.005	.052	.099	-.027	-.013	-.107	-.083	-.039
房屋附近的动物	.045	-.010	-.015	.052	-.098	.100	.047	.034	-.060	-.118	-.025	-.043
树旁边的动物	.048	.045	-.123	.064	.060	.145	.183 *	.126	.013	-.179 *	.035	.044
人旁边的动物	.024	.118	-.060	.034	-.037	.026	-.033	-.009	-.070	-.065	.018	.056
花旁边的动物	.074	.093	.005	.010	.113	.116	.045	.099	.119	-.031	.047	.015
浮在空中的动物	.126	-.036	.033	.071	.089	.071	-.003	-.075	-.054	-.073	-.036	-.005
狗	-.010	.091	-.018	.019	-.002	.099	-.072	-.022	-.150	.008	-.142	-.037
猫	-.033	.028	-.040	-.099	-.124	.008	-.017	.036	.104	-.008	.009	.001
兔	-.155 *	-.195 *	-.090	-.135	-.067	.084	-.049	.133	-.074	.137	.116	.105
家畜	.148	.108	.056	.020	.116	.064	.054	.043	.051	-.144	.059	-.054

续表

图形指标	D 抑郁质	C 循环性	I 自卑感	N 神经质	O 主观性	Co非合作性	Ag 攻击性	G一般 活动性	R乐 天性	T思维 外向型	A支 配性	S社会 外向型
鱼	−.034	−.067	−.063	−.030	−.113	.055	−.030	−.026	−.099	−.050	.018	−.027
鸟	.072	.051	.083	.074	.064	−.011	.034	−.033	−.045	−.158	−.033	−.049
昆虫	−.112	.012	−.150	−.045	−.116	−.059	.101	.076	.	.133	.175 *	.060
蝴蝶	−.033	−.028	−.051	−.014	−.116	.005	−.012	.015	−.099	−.071	−.069	−.024
两栖类	−.081	−.133	−.184 *	−.035	−.182 *	−.145	−.146	.053	.033	.116	.113	.079
空想的动物	.074	.095	.078	.088	−.103	.053	.125	−.075	.018	.076	.026	−.048
动物的缺失	−.066	−.102	.258	−.149	.410	−.121	−.327	−.117	−.083	.114		.076
岩石												
岩石的数量	−.080	.043	.022	−.048	.008	−.101	−.061	.032	.106	.051	−.003	.023
岩石的形态水准	−.006	.045	−.006	−.037	.010	−.037	.040	.134	.166	.027	.004	.046
岩石的省略化	.017	.096	.026	.134	.258 **	.043	.015	.029	−.105	−.092	−.003	−.055
河中石	−.048	.077	−.070	.082	.126	.101	.136	−.006	.132	−.048	.079	.086
岸边石	−.026	.078	−.023	−.069	−.001	.029	.068	−.038	.032	.072	.119	.088
山中石	.087	−.087	.104	−.002	−.016	.065	−.057	−.067	−.109	−.102	−.095	−.196 *
田中石	.105	.070	.081	.057	.163	.101	.125	−.010	.107	.064	−.045	.030
路上石	−.062	−.145	−.073	.035	−.187 *	.128	.025	−.005	−.075	−.086	−.056	−.027
房边石	.092	.001	.027	.019	−.062	.174 *	.100	−.082	−.043	−.116	−.070	−.045
树下石	.088	.077	.028	−.023	−.052	−.076	.242 **	.038	.033	−.035	−.032	.048
人边石	.078	.127	−.026	.123	.037	.084	.047	.095	.077	−.128	−.053	.006
近花石	−.083	−.077	−.050	−.052	−.125	−.100	.029	.108	−.067	.060	.012	.042

续表

图形指标	D 抑郁质	C 循环性	I 自卑感	N 神经质	O 主观性	Co 非合作性	Ag 攻击性	G 一般活动性	R 乐天性	T 思维外向型	A 支配性	S 社会外向型
动物边上的石头	−.049	.025	−.122	−.118	−.068	−.001	.109	.138	−.057	.095	.141*	.115
巨大石头	.042	−.079	.002	−.015	−.095	−.024	−.064	.003	−.043	.023	−.132	−.046
有用石头	−.033	−.103	−.046	−.104	−.067	.122	−.001	−.014	−.067	.039	−.051	−.024
河冲	−.055	.017	−.051	−.070	.070	.019	.099	−.055	.111	.092	.046	.038
铺石的护岸	.074	.095	.046	−.065	−.073	−.032	−.049	−.061	.018	.108	.038	.085
石桥	.075	.010	.117	.103	.070	.151	−.071	−.079	.022	−.076	−.093	−.137
石头的缺失	.055	.210	.149	−.200	.203	.168	−.272	.149		.051		.100
其他												
桥梁	.004	.069	.064	.108	.089	.072	−.013	.014	.056	.033	−.011	−.062
太阳	.013	−.003	.031	−.046	−.016	.057	−.092	−.182*	−.094	−.005	−.091	−.105
其他的添加项目	.060	.043	.088	.006	.001	.059	−.079	−.210**	−.110	.120	−.196*	−.208**
风景中的自我形象												
风景中的自我形象和他人形象	−.069	−.073	−.010	.018	−.014	.036	−.068	.192*	−.119	.074	.056	−.015
风景中的自我形象的位置(1)	−.016	.002	−.005	−.029	.055	−.034	.135	−.066	.116	−.019	.120	−.060
风景中的自我形象的位置(2)	.033	.016	.022	.093	−.010	.143	−.133*	−.024	−.082	−.072	−.022	−.027
风景中的自我形象的行为	−.069	−.104	.043	.038	.041	.043	.064	−.037	−.044	−.009	−.163*	−.262**

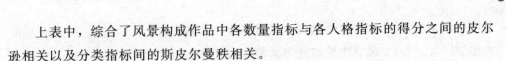

上表中，综合了风景构成作品中各数量指标与各人格指标的得分之间的皮尔逊相关以及分类指标间的斯皮尔曼秩相关。

与 D 相关的有：作为下边框部分的角落河流（负）、近景的田、村落、树的近景配置、家附近的人、人际情况、田中的动物、兔（负）。

与 C 相关的有：分叉的河流（负）、整个下边框河流（负）、房的缺失（负）、田中的动物、兔（负）。

与 I 相关的有：河流和道路的交叉（负）、田的缺失（负）、岔路、路的缺失（负）、房屋和边框的关系、房的缺失（负）、树的近景配置（负）、性别（负）、静态行为（负）、人际情况、两栖类（负）。

与 N 相关的有：空间阶段、近景端中断的河流（负）、近景的田、道路的形态（负）、烟囱（负）、村落、地平线（负）、人际情况。

与 O 相关的有：一边河岸缺失的河流（负）、连接左右边框河流（负）、整个下边框河流（负）、近景的田、山中的房屋、村落、房的缺失（负）、地平线（负）、一部分被边框挡住的树（负）、两栖类（负）、岩石的省略化、路上石（负）。

与 Co 相关的有：视点场、和边框的关系、山的分布、近景的田、门口、房的缺失（负）、家附近的人、家旁边的花、房边石。

与 Ag 相关的有：空间阶段、河的缺失（负）、田的远近法效果（负）、门口、村落、家附近的人、树旁边的动物、树下石、风景中自我形象的位置（2）。

与 G 相关的有：河流和道路的交叉、沿着下边框河流、连接上下边框河流（负）、近景的田（负）、房屋和边框的关系（负）、村落（负）、树干底部的宽度、树旁边的人、太阳（负）、其他的添加项目（负）、自我形象和他人形象。

与 R 相关的有：河流的线远近法效果、山的缺失、近景的田（负）、在远景端中断的道路（负）、门口、田边的花、花的缺失。

与 T 相关的有：风景中的中心事物、河的缺失、树的近景配置、一线型的枝、动物的形态水准（负）、树旁边的动物（负）。

与 A 相关的有：河流和道路的描线的共有、近景端中断的河流、河流和道路的交叉、岔路（负）、房屋和边框的关系（负）、一部分被边框挡住的树（负）、动态行为（负）、脸的形状（负）、人的记号化、昆虫、动物边上的石头、其他的添加项目（负）、风景中的自我形象的行为（负）。

与 S 相关的有：风景中的中心事物（负）、河流和道路的描线的共有、远景端中断的河流、沿着下边框河流、近景的田（负）、房屋和边框的关系（负）、窗子（负）、树附近的人、田边的花、路旁的花、人旁边的花、山中石（负）、其他的添加项目（负）、风景中的自我形象的行为（负）。

本书结果中，构成阶段与 Y—G 各人格指标均无显著关联，但皆藤章等人研究发现，构成得点与 C、Co、T、A 有显著关联。皆藤章等人以高二女生 45 人为被试发现这一研究结果，可能只能代表该年龄群体或被试总体样本太少。

（2）风景构成检测指标在 Y—G 人格测验人格特异性指标高低分两组的差异检验

对所有风景构成检测指标进行低分（标准得点 1～2）和高分（标准得点 4～5)两组间的差异检验。首先对连续性变量（包括空间阶段、构成阶段、人数、房屋数、山的数量、树的棵数、岩石数量等 7 项）分别进行方差分析，发现只有空间阶段在 Ag 攻击性高低分两组上有显著差异（见表）。同时对其余项目进行品质相关的卡方检验，如下各表：

表 5—15　空间阶段在 Ag 高低得分两组间的方差分析表

风景构成指标	Ag		F 值	P 值
	低分 m±s	高分 m±s		
空间阶段	3.65±1.515	4.46±1.730	6.344	0.013 *

注：*：$P < 0.5$，**：$P < 0.01$，***：$P < 0.001$. 下同，不再附注。

表 5—16　在 D 抑郁质分组上有显著差异的风景构成指标表

风景构成指标	D 抑郁质		卡方值	P 值
	低分（102）	高分（45）		
一部分三维空间的完成空间	19 (0.29)	4 (0.10)	5.095	0.024 *
两个视点场	22 (0.32)	22 (0.49)	11.112	0.001 ***
河流的起点略不融合	25 (0.25)	19 (0.42)	4.671	0.031 *
河流和道路相接	4 (0.04)	6 (0.13)	4.363	0.037 *
河流和道路描线无关系	17 (0.31)	22 (0.45)	16.632	0.000 ***
山的分布为远景左边	21 (0.21)	18 (0.40)	6.036	0.014 *
房屋的近景右下	28 (0.28)	3 (0.07)	8.106	0.004 **
房屋没有近景	43 (0.42)	28 (0.65)	5.034	0.025 *
房屋有立体表现	25 (0.56)	21 (0.38)	7.130	0.008 **
树木有地平线	15 (0.15)	13 (0.30)	4.555	0.033 *
人物同性别	20 (0.20)	16 (0.36)	4.294	0.038 *
风景中的自我形象为远景	19 (0.19)	2 (0.05)	5.130	0.024 *

续表

风景构成指标	D 抑郁质		卡方值	P 值
	低分（102）	高分（45）		
村落	9（0.09）	0（0.0）	4.230	0.040 *
家附近的人	66（0.65）	18（0.40）	7.782	0.005 * *
田中的动物	20（0.20）	3（0.07）	3.962	0.047 *
浮在空中的动物	33（0.32）	7（0.16）	4.448	0.035 *
兔	3（0.03）	5（0.11）	4.050	0.044 *
家畜	40（0.39）	10（0.22）	4.017	0.045 *
连接下边框与左右边框河流	14（0.14）	13（0.29）	4.788	0.029 *

注：表项中，"低分"后面括号内字数"102"为在"D 抑郁质"上为低分的被试人数，表内数据如"19（0.29）"分别表示拥有此项风景构成指标特性的人数及其百分数，此后为检验所得卡方值和显著性水平。下同。

表 5－17　在 C 循环性分组上有显著差异的风景构成指标表

风景构成指标	C 循环性		卡方值	P 值
	低分（68）	高分（45）		
河流和道路相接	2（0.03）	6（0.13）	4.446	0.035 *
田中的动物	14（0.21）	3（0.07）	4.106	0.043 *
兔	3（0.04）	7（0.16）	4.169	0.041 *

表 5－18　在 I 自卑感分组上有显著差异的风景构成指标表

风景构成指标	I 自卑感		卡方值	P 值
	低分（93）	高分（49）		
近景右下的房屋	23（0.25）	5（0.10）	4.278	0.039 *
地平线	13（0.15）	15（0.31）	5.609	0.018 *
1 人	28（0.31）	23（0.47）	3.950	0.047 *
同性	16（0.18）	18（0.37）	6.722	0.010 * *
静态行为	29（0.32）	28（0.57）	9.001	0.003 * *
河流和道路交叉	35（0.38）	29（0.60）	6.019	0.014 *
房屋在山上	17（0.18）	2（0.04）	5.582	0.018 *
村落	10（0.11）	0（0.0）	5.668	0.017 *
人际情况	46（0.50）	15（0.31）	4.654	0.031 *
两栖类	2（0.02）	5（0.10）	4.441	0.035 *
连接上下边框河流	12（0.13）	1（0.02）	4.553	0.033 *

表 5-19   在 N 神经质分组上有显著差异的风景构成指标表

风景构成指标	N 神经质		卡方值	P 值
	低分（106）	高分（50）		
直线型道路	36 (0.34)	27 (0.55)	5.666	0.017 *
房屋的近景右下配置	25 (0.24)	1 (0.02)	11.397	0.001 * * *
地平线	17 (0.16)	18 (0.36)	7.251	0.007 * *
1 人	32 (0.31)	23 (0.46)	15.357	0.009 * *
4 人	3 (0.03)	7 (0.14)	7.065	0.008 * *
一块岩石	9 (0.09)	10 (0.21)	4.208	0.040 *
两块岩石	14 (0.14)	1 (0.02)	4.910	0.027 *
近景端中断的河流	17 (0.16)	15 (0.30)	4.062	0.044 *
近景的田	48 (0.45)	13 (0.26)	5.305	0.021 *
人际情况	54 (0.51)	14 (0.28)	7.273	0.007 * *

表 5-20   在 O 主观性分组上有显著差异的风景构成指标表

风景构成指标	O 主观性		卡方值	P 值
	低分（55）	高分（49）		
以桥为风景中的中心事物	5 (0.09)	0 (0.0)	4.680	0.031 *
房屋的近景右下配置	15 (0.27)	5 (0.10)	4.861	0.027 *
地平线	4 (0.08)	14 (0.29)	7.979	0.005 * *
岩石的省略化	53 (0.98)	43 (0.88)	4.381	0.036 *
村落	7 (0.13)	1 (0.02)	4.168	0.041 *
一线状的树干	14 (0.26)	5 (0.10)	4.036	0.045 *
一部分被边框挡住的树	1 (0.02)	6 (0.12)	4.488	0.034 *
连接下边框与左右边框河流	6 (0.11)	13 (0.27)	4.235	0.040 *

表 5-21   在 Co 非合作性分组上有显著差异的风景构成指标表

风景构成指标	Co 非合作性		卡方值	P 值
	低分（114）	高分（20）		
作品在边框内不与框相接	11 (0.1)	6 (0.3)	6.362	0.012 *
房屋的近景右下配置	28 (0.25)	0 (0.0)	6.210	0.013 *
房屋没有近景配置	51 (0.45)	14 (0.74)	4.348	0.037 *
风景中的自我形象在房屋附近	20 (0.18)	0 (0.0)	4.124	0.043 *
近景的田	56 (0.49)	3 (0.15)	8.039	0.005 * *
一线状的树	29 (0.26)	1 (0.05)	4.091	0.043 *

风景构成指标	Co 非合作性		卡方值	P 值
	低分（114）	高分（20）		
一线型的枝	24（0.21）	0（0.0）	5.129	0.024 *
树下的花	37（0.33）	2（0.10）	4.158	0.041 *
路上石	31（0.27）	1（0.05）	4.610	0.032 *
作为下边框部分的角落河流	2（0.02）	2（0.10）	3.995	0.046 *

表 5－22　在 Ag 攻击性分组上有显著差异的风景构成指标表

风景构成指标	Ag 攻击性		卡方值	P 值
	低分（65）	高分（39）		
四座山	16（0.25）	3（0.08）	4.675	0.031 *
道路没有远近法效果	53（0.82）	25（0.64）	3.952	0.047 *
房屋无近景配置	29（0.45）	25（0.68）	4.986	0.026 *
树干底部的宽度	16（0.25）	17（0.46）	4.676	0.031 *
两块岩石	9（0.14）	0（0.0）	5.808	0.016 *
河岸上的人	25（0.39）	7（0.18）	4.815	0.028 *
树下石	16（0.25）	2（0.05）	6.468	0.011 *

表 5－23　在 G 一般活动性分组上有显著差异的风景构成指标表

风景构成指标	G 一般活动性		卡方值	P 值
	低分（32）	高分（105）		
房屋既有框内的也有被边框挡住	2（0.06）	0（0.0）	6.346	0.012 *
近景右下配置的房屋	2（0.06）	24（0.23）	4.829	0.028 *
4 人	6（0.19）	4（0.04）	8.091	0.004 * *
河流和道路交叉	21（0.66）	38（0.36）	8.666	0.003 * *
近景的田	7（0.22）	52（0.50）	7.647	0.006 * *
树附近的人	15（0.47）	23（0.22）	7.629	0.006 * *
有其他的添加项目	6（0.19）	48（0.46）	7.467	0.006 * *
沿着下边框河流	10（0.31）	15（0.14）	4.731	0.030 *
连接上下边框河流	0（0.0）	13（0.12）	4.377	0.036 *

表 5-24　在 R 乐天性分组上有显著差异的风景构成指标表

风景构成指标	R 乐天性		卡方值	P 值
	低分（46）	高分（57）		
右上左下河流	15 (0.33)	9 (0.16)	4.029	0.045 *
河流的线远近法效果明显	9 (0.20)	3 (0.05)	5.059	0.025 *
有门口	43 (0.96)	45 (0.80)	5.139	0.023 *
树有树冠	22 (0.50)	40 (0.71)	5.307	0.021 *
基本型树	13 (0.30)	8 (0.14)	3.876	0.049 *
近景的田	13 (0.28)	29 (0.51)	5.392	0.020 *
在远景端中断的道路	7 (0.15)	21 (0.37)	6.014	0.014 *
人际情况	13 (0.28)	27 (0.47)	3.913	0.048 *
田边的花	20 (0.44)	12 (0.21)	5.978	0.014 *

表 5-25　在 T 思维外向型分组上有显著差异的风景构成指标表

风景构成指标	T 思维外向型		卡方值	P 值
	低分（64）	高分（48）		
动物的形态水准高	4 (0.07)	11 (0.23)	6.228	0.013 *
风景中的自我形象在房屋附近	11 (0.19)	2 (0.05)	4.543	0.033 *
风景中的自我形象在山中	6 (0.1)	0 (0.0)	4.571	0.029 *
家附近的树	42 (0.66)	41 (0.85)	5.599	0.018 *
房屋附近的动物	21 (0.33)	25 (0.52)	4.209	0.040 *
树旁边的动物	14 (0.22)	20 (0.42)	5.082	0.024 *

表 5-26　在 A 支配性分组上有显著差异的风景构成指标表

风景构成指标	A 支配性		卡方值	P 值
	低分（61）	高分（81）		
作品和边框的相接	39 (0.64)	68 (0.84)	7.506	0.006 * *
构图不要求河流的线远近法效果	0 (0.0)	5 (0.06)	3.903	0.048 *
同性人物	21 (0.34)	13 (0.17)	6.453	0.011 *
动态行为	43 (0.71)	71 (0.90)	8.550	0.003 * *
脸的形状	27 (0.44)	51 (0.65)	7.010	0.030 *
风景中的自我形象在远景	4 (0.07)	15 (0.20)	4.788	0.029 *
风景中的自我形象在中景	32 (0.53)	27 (0.35)	4.209	0.040 *
风景中自我形象的行为是动态	24 (0.39)	45 (0.58)	10.576	0.032 *
近景端中断的河流	16 (0.26)	10 (0.12)	4.484	0.034 *

续表

风景构成指标	A 支配性		卡方值	P 值
	低分（61）	高分（81）		
河流和道路交叉	38（0.62）	31（0.38）	8.039	0.005＊＊
岔路	5（0.08）	17（0.21）	4.348	0.037＊
一部分被边框挡住的树	1（0.02）	10（0.12）	5.581	0.018＊
昆虫	3（0.04）	0（0.0）	4.070	0.044＊
有其他的添加项目	19（0.31）	41（0.51）	5.406	0.020＊

表5-27 在 S 社会外向型分组上有显著差异的风景构成指标表

风景构成指标	S 社会外向型		卡方值	P 值
	低分（38）	高分（97）		
作品与边框相接	26（0.68）	83（0.86）	5.162	0.023＊
风景中自我形象的行为为动态	9（0.24）	49（0.52）	14.27	0.006＊＊
近景的田	9（0.24）	43（0.44）	4.914	0.027＊
树叶	0（0.0）	13（0.13）	5.635	0.018＊
树附近的人	23（0.61）	29（0.30）	10.816	0.001＊＊＊
田边的花	18（0.47）	26（0.27）	5.256	0.022＊
路旁的花	21（0.55）	33（0.34）	5.134	0.023＊
山中石	3（0.08）	26（0.27）	5.788	0.016＊
沿着下边框河流	13（0.34）	13（0.13）	7.603	0.006＊＊

对这部分数据统计结果的解读方法是，以表5-27为例，在 S 社会外向型这一人格特异性指标上，得分高的个体相比得分低的个体更可能表现出的风景绘画特征为：作品与边框相接（0.86＞0.68）、在风景中的自我形象行为为动态（0.52＞0.24）、田的描绘为近景（0.44＞0.24）、树的描绘中有树叶（0.13＞0.00）、山中有石头描绘（0.27＞0.08），且差异显著，即可作为解释的线索；而 S 社会内向型个体更可能出现的风景绘画特征为：在树附近画人（0.61＞0.30）、田边有花的描绘（0.47＞0.27）、路旁有花的描绘（0.55＞0.34）、河流沿着下边框（0.34＞0.13），且差异显著，可作为解释线索。但值得注意的是，这些特性的出现并不确定个体的人格指标，只能作为解释的线索。

值得特别提出的是，在皆藤章等的研究中，"山道与攻击性之间的关系"无论是相关的分析还是差异的检验中都没有发现，这里有两个可能性：文化差异和样本代表性、年龄差异，本书认为在中国文化中的大学生山道的描绘与攻击性无关。

（3）风景构成指标在 Y－G 人格特异性指标上的回归检验

以上表中，我们发现在每一个人格特异性指标中，都有较多项风景构成指标与之相关或有显著差异，为了挑出解释性最强、最典型的项目的指标，对第一小节中检出的相关项目、第二小节中的差异显著项目以及皆藤章等人认为的与 Y－G 测验相关的 20 个项目①同时进行回归分析，结果见下表（按投入方程的顺序标号）：

表5－28　风景构成检测指标在 Y－G 人格测验人格指标上的多元逐步回归检验

检验指标	R	R²	F	Beta	t	P值
D 抑郁质						
1. 地平线	0.222	0.049	9.762**	−0.177	−2.603	0.010*
2. 家附近的人	0.282	0.070	8.064***	0.159	2.357	0.019*
3. 房屋的近景配置	0.331	0.109	7.614***	0.196	2.913	0.004**
4. 村落	0.369	0.136	7.297***	0.179	2.660	0.009**
5. 连接下边框与左右边框河流	0.398	0.158	6.911***	−0.154	−2.281	0.024*
6. 性别	0.420	0.176	6.520***	−0.158	−2.306	0.022*
7. 山的分布	0.441	0.194	6.267***	0.137	2.021	0.045*
C 循环性						
1. 兔	0.173	0.030	5.843*	−0.169	−2.421	0.016*
2. 田中的动物	0.237	0.056	5.634**	0.172	2.458	0.015*
3. 有水道的田	0.285	0.081	5.558***	0.159	2.271	0.024*
I 自卑感						
1. 静态行为	0.221	0.049	9.627**	−0.139	−2.094	0.038*
2. 村落	0.291	0.085	8.608**	0.175	2.621	0.010*
3. 地平线	0.340	0.116	8.064***	−0.134	−2.055	0.041*
4. 连接下边框与左右边框河流	0.385	0.148	7.985***	−0.332	−3.840	0.000***
5. 房屋和边框的关系	0.418	0.175	7.767***	0.206	3.082	0.002**

① 皆藤章著，吉沅洪等译.《风景构成法——一种独具特色的绘画心理疗法》［M］. 北京：中国轻工业出版社. 2011 年 5 月版. 188. Y－G 性格检验中比较分析的风景构成法指标：1. 构成阶段；2. 空间阶段；3. 构成得点；4. 右上左下的河流分布；5. 蛇形河流；6. 河流的面积；7. 河流和道路的平行关系；8. 河中或岸边的石头；9. 有桥的河；10. 山道；11. 田地的面积；12. 连接田地的道路；13. 田附近及其中的人物；14. 路旁的房屋；15. 路上的人；16. 门口、窗子、烟囱；17. 家附近及其中的人物；18. 太阳；19. 桥；20. 风景中自我的位置；21. 风景中的自我的行为。其中 6、11 并不在本书的回归自变量中.

续表

检验指标	R	R²	F	Beta	t	P 值
6. 河流和道路的描线的共有	0.449	0.201	7.652＊＊＊	−0.188	−2.848	0.005＊＊
7. 分割边角的河流	0.476	0.227	7.579＊＊＊	0.245	2.800	0.006＊＊
8. 人际情况	0.500	0.250	7.502＊＊＊	0.177	2.587	0.010＊＊
9. 田中的人	0.517	0.268	7.270＊＊＊	0.136	2.075	0.039＊＊＊
N 神经质						
1. 地平线	0.216	0.047	8.956＊＊	−0.215	−3.121	0.002＊＊
2. 连接下边框与左右边框河流	0.298	0.089	8.894＊＊	−0.254	−3.630	0.000＊＊＊
3. 近景的田	0.347	0.120	8.244＊＊＊	0.192	2.745	0.007＊＊
4. 村落	0.391	0.153	8.135＊＊＊	0.182	2.643	0.009＊＊
O 主观性						
1. 地平线	0.169	0.029	5.373＊	−0.171	−2.450	0.015＊
2. 近景的田	0.226	0.051	4.915＊＊	0.166	2.320	0.021＊
3. 连接下边框与左右边框河流	0.288	0.083	5.466＊＊＊	−0.217	−3.043	0.003＊＊
4. 村落	0.333	0.111	5.623＊＊＊	0.187	2.656	0.009＊＊
5. 整个下边框河流	0.370	0.137	5.694＊＊＊	−0.167	−2.329	0.021＊
Co 非合作性						
1. 近景的田	0.177	0.031	6.129＊	0.196	2.819	0.005＊＊
2. 家附近的人	0.246	0.061	6.089＊＊	0.158	2.270	0.024＊
3. 空间阶段	0.294	0.087	5.941＊＊＊	0.157	2.256	0.025＊
4. 作为下边框部分的角落河流	0.326	0.106	5.557＊＊＊	−0.141	−2.027	0.044＊
Ag 攻击性						
1. 村落	0.196	0.038	7.477＊＊	0.241	3.390	0.001＊＊
2. 田的远近法效果	0.276	0.076	7.661＊＊＊	−0.201	−2.827	0.005＊＊
3. 风景中的自我形象的位置（2）	0.316	0.100	6.850＊＊＊	−0.155	−2.215	0.028＊
G 一般活动性						
1. 树附近的人	0.234	0.055	10.793＊＊＊	0.221	3.238	0.001＊＊＊
2. 村落	0.311	0.097	9.993＊＊＊	−0.223	−3.286	0.001＊＊＊
3. 近景的田	0.368	0.136	9.678＊＊＊	−0.189	−2.772	0.006＊＊
4. 分叉的河流	0.396	0.157	8.555＊＊＊	−0.146	−2.149	0.033＊
R 乐天性						
1. 人际情况	0.169	0.029	5.489＊	−0.126	−1.787	0.076
2. 在远景端中断的道路	0.221	0.049	4.761＊＊＊	−0.208	−2.841	0.005＊＊

检验指标	R	R²	F	Beta	t	P值
3. 窗子	0.278	0.077	5.146＊＊＊	−0.203	−2.779	0.006＊＊
4. 门口	0.328	0.108	5.546＊＊＊	0.178	2.511	0.013＊
T 思维外向型						
1. 树旁边的动物	0.218	0.042	9.404＊＊	−0.248	−3.599	0.000＊＊＊
2. 树的近景配置	0.316	0.100	10.451＊＊＊	0.231	3.355	0.001＊＊
3. 动物的形态水准	0.356	0.127	9.028＊＊＊	−0.163	−2.380	0.018＊
A 支配性						
1. 河流和道路的交叉	0.194	0.038	7.347＊＊	0.266	3.911	0.000＊＊＊
2. 房屋和边框的关系	0.276	0.076	7.739＊＊＊	−0.177	−2.650	0.009＊＊
3. 岔路	0.328	0.108	7.475＊＊＊	−0.223	−3.208	0.002＊＊
4. 近景端中断的河流	0.376	0.142	7.632＊＊＊	2.731	2.731	0.007＊＊
5. 昆虫	0.413	0.171	7.589＊＊＊	2.590	2.590	0.010＊
6. 其他的添加项目	0.443	0.196	7.442＊＊＊	−2.394	−2.394	0.018＊
S 社会外向型						
1. 树附近的人	0.237	0.056	11.284＊＊＊	0.193	2.812	0.005＊＊
2. 路旁的花	0.309	0.095	9.950＊＊＊	0.208	3.035	0.003＊＊
3. 近景的田	0.345	0.119	8.453＊＊＊	−0.164	−2.381	0.018＊
4. 风景中的自我形象的行为	0.373	0.139	7.556＊＊＊	−0.143	−2.099	0.037＊

D 风景构成图对"D 抑郁质"的解释

将与"D 抑郁质"相关或有在"D 抑郁质"高低组中有差异的项目以及皆藤章等人的 20 个 Y−G 对照项目一起投入回归分析中，发现有 7 个指标对该项有显著的解释量，分别为："地平线""家附近的人""房屋的近景配置""村落""连接下边框与左右边框河流""性别""山的分布"。其解释量分别为 4.9%、2.1%、3.9%、2.7%、2.2%、1.8%、1.8%，七个项目对 D 抑郁质的综合解释量达 19.4%，且所有 7 项的 F 值、t 值均达显著水平，显示以上 7 项目均能有效解释"抑郁质"。

其中，"地平线""连接下边框与左右边框河流""性别"的 Beta 值为负，即这些特质的出现可能表明高的"抑郁质"：当树下画有地平线、当河流为连接下边框与左右边框的形式（具体的分类描述见附件风景构成检测指标）、只是画同性别人物时，表明抑郁质高；另外，其余四个项目 Beta 值为正，表明这些特质的出现可能预示着"抑郁质"得分低：当家附近的人、房屋有近景配置或在多个地方有近景配置、村落、山的分布非远景等的出现都表明较低的抑郁质。

值得一提的是，与皆藤章等人研究结果一样的是，D 抑郁性较弱的人比较强调近景，尤其体现在房子上。而 D 抑郁性较强的人相对更强调远景透视，如山的远景分布。

C 风景构成图对"C 循环性"的解释

将与"C 循环性"相关或有在"C 循环性"高低组中有差异的项目以及皆藤章等人的 20 个 Y－G 对照项目一起投入回归分析中，发现有三个项目对 C 循环性有显著的解释量："兔""田中的动物""有水道的田"，其解释量分别为 3％、2.6％、2.5％，累积解释量 8.1％，且所有三项的 F 值、t 值均显著，显示，以上 3 项能有效解释"C 循环性"。

其中，"兔"的 Beta 值为负，表明当有兔子的描绘，预示着可能"C 循环性"得分越高；而"田中动物""有水道的田"的出现可能表明"C 循环性"得分越低。

I 风景构成图对"I 自卑感"的解释

将与"I 自卑感"相关或有在"I 自卑感"高低组中有差异的项目以及皆藤章等人的 20 个 Y－G 对照项目一起投入回归分析中，发现有 9 个项目对 I 自卑感有显著的解释量："静态行为""村落""地平线""连接下边框与左右边框河流""房屋和边框的关系""河流和道路的描线的共有""分割边角的河流""人际情况""田中的人"，其累积解释量 26.8％，且所有 9 项指标的 F 值、t 值均显著，显示，以上 9 项能有效解释"I 自卑感"。

其中，"静态行为""地平线""连接下边框与左右边框河流""河流和道路的描线的共有"的 Beta 值为负，表明出现这种特质，则可能"I 自卑感"得分越高：人物动作为静态行为或无动作、树有地平线的描绘、河流连接下边框与左右边框、河流和道路交叉；而"村落""房屋和边框的关系""分割边角的河流""人际情况""田中的人"的出现可能表明"I 自卑感"得分越低。即当有村落的描绘、房屋为近景或被边框挡住、河流分割边角、人物间有人际交往、田中有人出现则认为绘画者更自信。

N 风景构成图对"N 神经质"的解释

将与"N 神经质"相关或有在"N 神经质"高低组中有差异的项目以及皆藤章等人的 20 个 Y－G 对照项目一起投入回归分析中，发现有 4 个项目对"N 神经质"有显著的解释量："地平线""连接下边框与左右边框河流""近景的田""村落",其解释量分别为 4.7%、4.2%、3.1%、2.7%,累积解释量 15.3%,且所有 4 项指标的 F 值、t 值均显著,显示,以上 4 项能有效解释 "N 神经质"。

其中,"地平线""连接下边框与左右边框河流"的 Beta 值为负,表明出现 这种特质,则可能 "N 神经质"得分越高:树有地平线的描绘、河流连接下边框 与左右边框;而 "近景的田""村落"的 Beta 值为正,即这些特质出现表明 "N 神经质"得分越低:田为近景描绘、有村落的描绘。

综合以上 D 抑郁质、C 循环性、I 自卑感、N 神经质这 4 个 Y—G 人格检验 中的情绪稳定性指标发现,有以下几项检核指标多次出现在回归中:地平线、村 落、连接下边框和左右边框河流。可以说,地平线与连接下边框和左右边框河流 这两项的出现可以认为画者情绪稳定性较差,各项 D、C、I、N 得分高;而村落 的出现则相反。

O 风景构成图对 "O 主观性"的解释

将与 "O 主观性"相关或有在 "O 主观性"高低组中有差异的项目以及皆藤 章等人的 20 个 Y—G 对照项目一起投入回归分析中,发现有 5 个项目对 "O 主 观性"有显著的解释量:"地平线""近景的田""连接下边框与左右边框河流" "村落""整个下边框河流",其解释量分别为 2.9%、2.2%、3.2%、2.8%、 2.6%,累积解释量 13.7%,且所有 5 项指标的 F 值、t 值均显著,显示,以上 5 项能有效解释 "O 主观性"。

其中,"地平线""连接下边框与左右边框河流""整个下边框河流"的 Beta 值为负,表明出现这种特质则 "O 主观性"得分越高:树有地平线的描绘、河流 连接下边框与左右边框、整个下边框为河流描绘;而 "近景的田""村落"的 Beta 值为正,即这些特质出现表明 "O 主观性"得分越低。

Co 风景构成图对 "Co 非合作性"的解释

将与 "Co 非合作性"相关或有在 "Co 非合作性"高低组中有差异的项目以 及皆藤章等人的 20 个 Y—G 对照项目一起投入回归分析中,发现有 4 个项目对 "Co 非合作性"有显著的解释量:"近景的田""家附近的人""空间阶段""作为 下边框部分的角落河流",其累积解释量 10.6%,且所有 4 项指标的 F 值、t 值 均显著,显示,以上 4 项能有效解释 "Co 非合作性"。

其中,"作为下边框部分的角落河流"的 Beta 值为负,表明出现这种特质则 "Co 非合作性"得分越高:其河流描绘在角落中且占下边框的一部分;而 "近景 的田""家附近的人""空间阶段"的 Beta 值为正,即以下这些特质出现表明

"Co 非合作性"得分越低：田为近景描绘、家附近有人的描绘、空间阶段得分低。

Ag 风景构成图对"Ag 攻击性"的解释

将与"Ag 攻击性"相关或有在"Ag 攻击性"高低组中有差异的项目以及皆藤章等人的 20 个 Y—G 对照项目一起投入回归分析中，发现有三个项目对"Ag 攻击性"有显著的解释量："村落""田的远近法效果""风景中的自我形象的位置（2）"，其解释量分别为 3.8％、3.8％、2.4％，累积解释量 10％，且所有三项的 F 值、t 值均显著，显示，以上 3 项能有效解释"Ag 攻击性"。

其中，"田的远近法效果""风景中的自我形象的位置（2）"的 Beta 值为负，表明出现这种特质则"Ag 攻击性"得分可能越高：田的远近法效果明显、风景中的自我形象在框内且在中景或远景；而"村落"的 Beta 值为正，即出现村落的描绘特质表明"Ag 攻击性"得分越低。

综合以上 O 主观性、Co 非合作性、Ag 攻击性这 3 个 Y—G 人格测验中的社会适应性指标也同样发现多次出现在回归中的检核指标：近景的田与村落。村落的出现不仅表明画者情绪稳定性良好，也预示良好的社会适应性；近景的田的出现也表明良好的社会适应性；在 O、G、Ag 各项得分更低。

G 风景构成图对"G 一般活动性"的解释

将与"G 一般活动性"相关或有在"G 一般活动性"高低组中有差异的项目以及皆藤章等人的 20 个 Y—G 对照项目一起投入回归分析中，发现有 4 个项目对"G 一般活动性"有显著的解释量："树附近的人""村落""近景的田""分叉的河流"，其累积解释量 15.7％，且所有 4 项指标的 F 值、t 值均显著，显示，以上 4 项能有效解释"G 一般活动性"。

其中，"村落""近景的田""分叉的河流"的 Beta 值为负，表明出现这种特质则"G 一般活动性"得分越高：有村落的描绘、田为近景描绘、河流有分叉现象；而"树附近的人"的 Beta 值为正，即这些特质出现表明"G 一般活动性"得分越低：人的描绘在树木附近或树下。

皆藤章等人研究结果中 G 活动性较高者河流虽左右分布，较低者上下贯穿本书并无发现，有意思的是我们在高低组差异中发现上下边框河流是活动性高的可能，与日本文化研究结果相反，看来中日文化中不仅左右潜意识不同，也许其余方位上也有文化差异。

R 风景构成图对"R 乐天性"的解释

将与"R 乐天性"相关或有在"R 乐天性"高低组中有差异的项目以及皆藤

章等人的 20 个 Y-G 对照项目一起投入回归分析中，发现有 4 个项目对"R 乐天性"有显著的解释量："人际情况""在远景端中断的道路""窗子""门口"，其累积解释量 10.8%，且所有 4 项指标的 F 值、t 值均显著，显示，以上 4 项能有效解释"R 乐天性"。

其中，"人际情况""在远景端中断的道路""窗子"的 Beta 值为负，表明出现这种特质则"R 乐天性"得分越高：有人际交往情况的描绘、道路在远景端中断、房屋有窗子；而"门口"的 Beta 值为正，即这些特质出现表明"R 乐天性"得分越低：房屋无门口描绘或有无混在。

T 风景构成图对"T 思维外向型"的解释

将与"T 思维外向型"相关或有在"T 思维外向型"高低组中有差异的项目以及皆藤章等人的 20 个 Y-G 对照项目一起投入回归分析中，发现有 3 个项目对"T 思维外向型"有显著的解释量："树旁边的动物""树的近景配置""动物的形态水准"，其累积解释量 12.7%，且所有 3 项指标的 F 值、t 值均显著，显示，以上 3 项能有效解释"T 思维外向型"。

其中，"树旁边的动物""动物的形态水准"的 Beta 值为负，表明出现这种特质则"T 思维外向型"得分越高：动物不是描绘在树木旁边或树下、动物的形态水准较高；而"树的近景配置"的 Beta 值为正，即这些特质出现可能表明"T 思维外向型"得分低：树木集中分布在近景某处。

R 乐天性和 T 思维外向型同属 Y-G 人格测验中的内省性指标。皆藤章等人研究结果认为在 R 上得分更低，更内省的个体更注重细节描绘，T 得分更低，更内省个体更可能画小石和沙砾，这在回归中并无发现。相反，我们看到 T 得分高的个体更重动物形态、水准描绘，这是有意思的差异。

A 风景构成图对"A 支配性"的解释

将与"A 支配性"相关或有在"A 支配性"高低组中有差异的项目以及皆藤章等人的 20 个 Y-G 对照项目一起投入回归分析中，发现有 6 个项目对"A 支配性"有显著的解释量："河流和道路的交叉""房屋和边框的关系""岔路""近景端中断的河流""昆虫""其他的添加项目"，其累积解释量 19.6%，且所有 6 项指标的 F 值、t 值均显著，显示，以上 6 项能有效解释"A 支配性"。

其中，"房屋和边框的关系""岔路""其他的添加项目"的 Beta 值为负，表明出现这种特质则"A 支配性"得分越高：房屋被边框挡住、道路有分叉现象、有其他的添加项目；而"河流和道路的交叉""近景端中断的河流""昆虫"的 Beta 值为正，即这些特质出现可能表明"A 支配性"得分越低：河流和道路有交叉现象、河流在近景端中断、有昆虫的描绘。

S 风景构成图对"S 社会外向型"的解释

将与"S 社会外向型"相关或在"S 社会外向型"高低组中有差异的项目以及皆藤章等人的 20 个 Y—G 对照项目一起投入回归分析中，发现有 4 个项目对"S 社会外向型"有显著的解释量："树附近的人""路旁的花""近景的田""风景中的自我形象的行为"，其累积解释量 13.9%，且所有 4 项指标的 F 值、t 值均显著，显示，以上 4 项能有效解释"S 社会外向型"。

其中，"近景的田""风景中的自我形象的行为"的 Beta 值为负，表明出现这种特质则"S 社会外向型"得分越高：田的描绘在近景、风景中的自我形象行为为动态行为；而"树附近的人""路旁的花"的 Beta 值为正，即这些特质出现可能表明"S 社会外向型"得分越低：人的描绘在树木附近、道路一侧或两旁有花。

（4）"风景构成图"指标在对 Y—G 人格测验"人格特异性指标"的解释

为了便得以上结果更直观、更清晰，将以上 3 个部分的表格内容统合在以下表格中，即将能从 Y—G 对照中找到解释线索的风景构成指标项目单独拎出来，但并不全挑出，其进入下面表格的项目挑选规则为：在本小节第一部分的相关与第二部分差异检验中均有检出的项目，以及回归的项目，若在三部分均检出，以回归数据为准，否则以卡方检验数据为准，但缺失项以相关表格数据为准，并规定进入回归方程的指标用"＊＊＊"表示，同时符合相关显著且卡方检验显著的用"＊＊"表示，缺失项目只在相关中检验，用"＊表示"，负相关用"－"标出，如下表：

表5－29　Y－G测验与风景构成法的相关分析表

图形指标	D 抑郁质	C 循环感	I 自卑感	N 神经质	O 主观性	Co 非合作性	Ag 攻击性	G 一般活动性	R 乐天性	T 思维外向型	A 支配性	S 社会外向型
全体指标												
空间阶段	＊＊					＊＊＊						
和边框的关系						－＊＊						－＊＊
河												
河流的线远近近法效果			－＊＊＊									
河流和道路的描线的共有												
分叉的河流								－＊＊＊				
分割边角的河流			＊＊＊	－＊＊							＊＊＊	
近景端中断的河流									＊＊		＊＊＊	
河流和道路的交叉			＊＊					＊＊				
沿着下边框河流								＊＊				＊＊
连接上下边框河流								－＊＊				
连接下边框与左右边框河流			－＊＊＊	－＊＊＊	－＊＊＊	－＊＊＊						
作为下边框部分的角落河流					－＊＊＊							
整个下边框河流												
河的缺失							－＊			＊		
山												
山的分布	＊＊＊											

续表

图形指标	D 抑郁质	C 循环感	I 自卑感	N 神经质	O 主观性	Co 非合作性	Ag 攻击性	G 一般活动性	R 乐天性	T 思维外向型	A 支配性	S 社会外向型
山的缺失									*			
田												
田的远近法效果												
近景的田			一 *	* * *	* * *	* * *	一 * * *	一 * * *	一 * *			一 * * *
有水道的田		* * *										
田的缺失			一 *									
路												
道路的直线形态				一 * *								
在远景中中断的道路									一 * * *			
岔路								* *			一 * * *	
路的缺失			一 *									
房												
房屋和边框的关系混在	* * *		* * *									
房屋的近景配置			* * *					* *			* * *	
门口									* * *			
窗子									一 * * *			
山中的房屋			* *									
村落	* * *		* * *	* * *	* * *		* * *	一 * * *			一 * * *	

续表

图形指标	D抑郁质	C循环感	I自卑感	N神经质	O主观性	Co非合作性	Ag攻击性	G一般活动性	R乐天性	T思维外向型	A支配性	S社会外向型
房的缺失		− *	− *		− *	− *						
树												
树的近景配置	− * * *									* * *		
地平线			− * * *	− * * * *	− * * *							
一线状的树干				− * * * *	* *							
一部分被边框挡住的树			− * * *		− * *						− * *	
人												
性别	− * * *		* *									
动态行为											− * *	
静态行为			− * * *								− * *	
脸的形状					* *							
田中的人			* * *									
家附近的人	* * *		* * *			* * *		* * *				
树附近的人												* * *
人际情况				* *					− * * *			
花												
田边的花									* *			* *
路旁的花									* *			* * *

续表

图形指标	D抑郁质	C循环感	I自卑感	N神经质	O主观性	Co非合作性	Ag攻击性	G一般活动性	R乐天性	T思维外向型	A支配性	S社会外向型
花的缺失									*			
动物												
动物的形态水准	**	***								−***		
田中的动物												
树旁边的动物										−***		
兔	−**	−***										
昆虫											***	
两栖类			−**									
岩石												
岩石的省略化					**							
山中石							**					
树下石												−*
其他的												
其他添加项目												
风景中的自我形象												
风景中的自我形象的位置（2）								−**			−***	
风景中的自我形象的动态行为							−***				−***	−***

事实上，在进行以上工作的时候发现，进入回归方程的风景构成指标几乎全都是同时在卡方检验和相关分析中有显著的，表明本书结果可信。

另外，从上表可以看到，有某些项目是同时在几个人格特异性指标上都显著，即表明可以同时解释这几个人格特质。

其中，前面带负号的表明为负向指标，反之为正向指标，值得说明的是：在二分项目中，"1"为"有"，"2"为"无"：相当于我们在分析二分项目时，正向指标应被认为是负向指标，反之亦然。以上指标意义，不一一赘述，以下只挑拣几个说明：

连接下边框与左右边框河流：为 D 抑郁质、I 自卑感、N 神经质、O 主观性的负向指标，即有这种特质可能表明了绘画者在抑郁质、自卑感、神经质、主观性上得分越高：连接下边框与左右边框河流可能为角落河流或分割边角河流。

近景的田：为 N 神经质、O 主观性、Co 非合作性、R 乐天性的正向指标，G 一般活动性、S 社会外向型的负向指标，即近景的田的描绘特质有可能表明为社会外向型、一般活动性高的人格特质，也表明为神经质、主观性、非合作性、乐天性较低。

山道①：在日本文化背景下，研究者研究发现山道与 Ag 攻击性有关，但是，本书并无发现山道与 Y－G 人格特质有任何关系。

村落：为 D 抑郁质、I 自卑感、N 神经质、O 主观性、Ag 攻击性的正向指标，为 G 一般活动性的负向指标，即村落的描绘表明了较高的一般活动性，且抑郁质、自卑感、神经质、主观性和攻击性的人格特质较低。

路边房屋：皆藤章等人认为，路边房屋与 D 抑郁质有关，本书并无发现。

地平线：指的是树的地平线描绘，为 D、I、N、O 的负向指标，表明树的地平线描绘可能表明抑郁质、自卑感、神经质、主观性的人格特质较高。

而从缺失项的相关分析中，认为，"河的缺失"可能与高攻击性、低思维外向型有关，"山的缺失"可能与低乐天性有关、"田、路的缺失"可能与低自卑感有关，"房的缺失"与高循环性、自卑感、主观性和非合作性有关，"花的缺失"则与低乐天性有关。

---

① 皆藤章著，吉沅洪等译.《风景构成法——一种独具特色的绘画心理疗法》［M］. 北京：中国轻工业出版社. 2011 年 5 月版. 189. 几个风景构成指标对 Y－G 人格特质指标的解释线索.

第三节　不同人格指标因子与人格类型的风景构成特点

一、各人格因子的风景构成特点

D 抑郁质

抑郁性较强的人作品特点也与皆藤章等人研究有相同之处：有透视图特征，附加物少，画面空白普遍较多，且动物、人等均有各自自己的活动；但与皆藤章等研究不同的有：虽然所有高抑郁质个体绘画作品都显得非常安静，房子特别寂寞，一般只有一个房子，但70%高抑郁质的风景构成作品的房子都与其他有联系，只有30%作品中房子与其他无联系，同时，其余项目各自之间也没有固定联系，也就是这部分被试作品为简单罗列现象。此外，笔者还发现，抑郁性较高的人有夜晚的星月描绘，太阳的描绘比例则较少，大多为不画的情形，如下两图；在风景作品问答中，高抑郁质个体88.9%均回答为："没有故事"或"没有想法"；石头的描绘，一般都是大石头，甚至是巨大石。与上节回归分析一致的有：有地平线描绘。

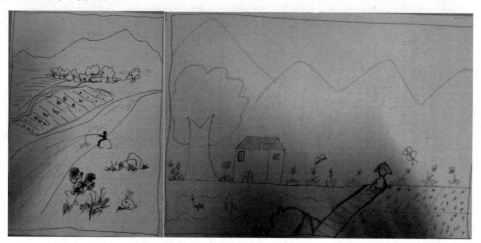

图5-2　D抑郁性得分高个体的作品示例

抑郁性较弱的人与皆藤章等人研究发现的主要特征一致：比较强调近景，视线从山的远景直接移到近景上，远景与近景之间区域联系缺失，一般均为鸟瞰图式的近景描绘，整个画面都是近景描绘，整个画面都得到应用，附属物多。与皆藤章等人不一致的有：画面中的人物、动物并不都有自己各自的行为，有些都有点联系，比如挥手打招呼等。

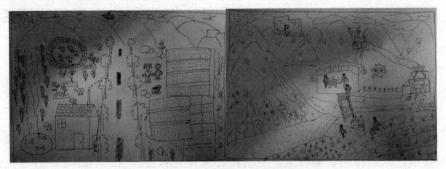

图5-3　D抑郁质得分低个体作品示例

C 循环性

循环性较高即情绪起伏变化大的人，也不是所有都像皆藤章等人的结果认为笔锋犀利、动感较强，有时候也有安静的画面，但总体来说，活动性较强。山的存在感都比较强，占据很大的画面空间或者山峰非常尖而险峻。并没有发现皆藤章等人发现的会画山的另一侧的远景绘画。另一个不同是，所有情绪起伏变化大的人，绘画的河流和道路都交叉，或相连只有接点或直接交叉。

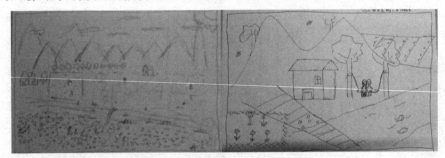

图5-4　C循环性得分高个体作品示例

循环性较低即情绪起伏变化小的人，作品普遍较安静，且相比情绪起伏变化大的个体的作品描绘更细致。有意思的是，几乎所有画作里田中均有动物，与上节回归分析结果一致。

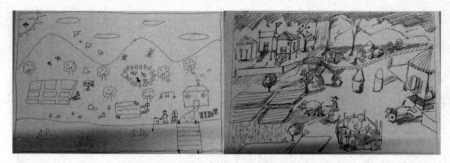

图5—5 C循环性得分低个体作品示例

I 自卑感

自卑感强烈的个体作品中，河流分布常见的为分割边角的河流，但是并不一定为连接下边框和左右边框河流且大多都是不连接边框的，有时候只有一条河岸线的其中一边和边框相连，同日本文化研究结果一致；且自卑感强烈被试在绘画中的自我形象行为多为"观看""看风景""赏花"等无行为，且在季节中有冬人的描绘；在河流流向中，当河流分布为上下分布时，流向均为从上到下；河流道路也在很大比例上交叉或相交，与上述研究结果一致。太阳的描绘比例低，且一般显得比较孤独，甚至有云下的太阳的描绘。

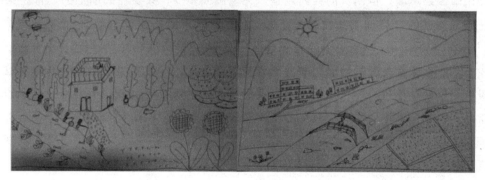

图5—6 I 自卑感得分高个体作品示例

自卑感较弱的个体作品，在河、山、田、路的远景描绘中至少有一样描绘比较大胆，交叉或者分布形式存在感很强；且画面中的活动性比较强，让人感觉很有生气；在风景问答中，自我形象行为多为"正在做自己喜欢做的事情""做自己爱做的事情"；太阳的描绘比例非常高，几乎每幅作品都有太阳的描绘；且在一定比例上的作品都绘有"田中的人"，与上节回归分析结果一致。

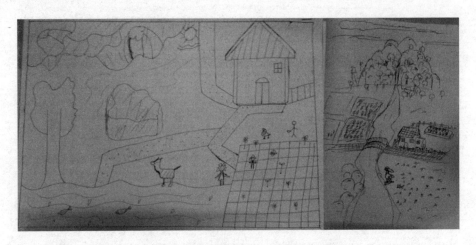

图 5—7　Ⅰ自卑感得分低个体作品示例

N 神经质

神经质倾向高的个体，绘画有两种极端倾向：要么特别简单，没有多余添加物，空白的地方也较多，还有背面的人物形象出现（或正面脸画出来后用头发覆盖表示背面）；要么特别复杂，附属物非常多，整张纸面都被利用，有空白的也要用附属物填满；但两者的共同点是，无论画面多少，只要在画面上的，都是被仔细描绘过的（与日本文化结果一致），而且石头的描绘没有出现大石头描绘（与日本文化结果一致），山的存在感很强，整个画面都是安静状态，运动感较少，人物形象都是安静坐着、站着或者是静态行为，即使有动感的活动场所，也没有人物活动出现；相比其他因子，神经质高的个体在河流中描绘小船的概率非常高，且在问答中，提到"风"的概率也较高，如"迎风站着""有风吹来"；画面以俯瞰为主，河流两边的视角一般不一样，构成得点一般较低；我们还能发现在 N 神经质高个体中有上节回归分析中解释量较高的两点：树有地平线描绘、连接下边框与左右边框河流。

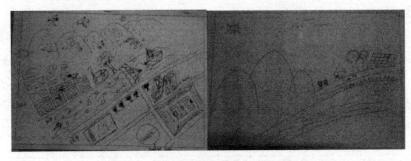

图 5—8　N 神经质得分高个体作品示例

神经质倾向低的个体，画面中人物活动感强（与日本文化结果一致），或打球、或踢球、或唱歌、或爬山等动态行为，且有大石头的描绘（与日本文化结果一致），但是也不排除小石头的描绘；在画面的描绘中也有安静的绘画描绘，但是在问答中，人物形象都是动态行为，且为了不是简单的安静行为，还会添加其他东西以表示是动态的，比如在人物上面画上好多音符表示唱歌中；但是，房子的描绘有两种类型，一种是门窗特别大，一种是门窗特别小；另外，"近景的田"的描绘也是常态，符合上节研究结果。

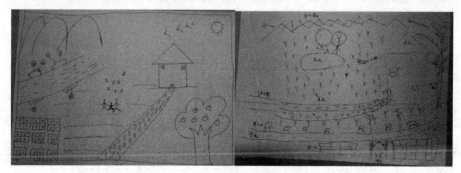

图 5-9　N 神经质得分低作品示例

O 主观性

皆藤章等人认为主观性得分高的个体作品，通过山和河流来大胆地分割纸面的空间，但本书中并未发现这种格局，绘图作品一般以房、树、人为中心，且有整个下边框河流或部分下边框河流的分布出现。与上节回归分析结果一致。

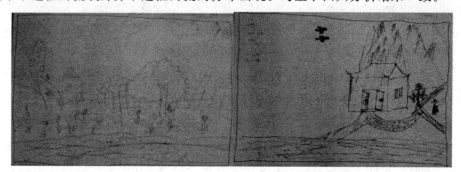

图 5-10　O 主观性得分高个体作品示例

主观性得分低的人的作品特点，皆藤章等人认为是注重整体布局的，一边进行风景的整体构成，一边一个一个地添加风景的内容，虽然本书并无发现这个特性，但相比主观性得分高的个体，主观性得分低的个体的绘画总体上比较清晰，河流的形式、人的活动都比较动感。

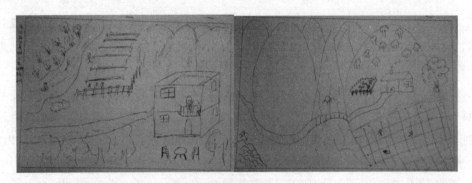

图 5—11　O 主观性得分低个体作品示例

Co 非合作性

非合作性得分比较高的人即社会协调性较差的人，人物形象并不是皆藤章等人发现的都是单独出现，也有一对或者一群出现的，但是画面看上去都很安静，而且即使有一群人，自我形象也是离开人群远远的那一个人，甚至有出现只用了画面左半部分、右半部分为空的情形，且房子的门一般较小或没有门。

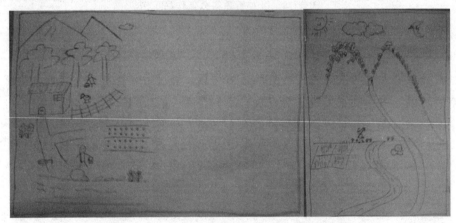

图 5—12　Co 非合作性得分高个体作品示例

非合作性得分比较低的人即社会协调性较好的人其作品则和皆藤章等人发现一致，人物形象间关系较具体；且本书还发现，该类被试所绘画的房子的门有打开的比例较高，或者是绘画相比房子较大比例的门，此外，人物描绘大都在家附近发生，与上节研究结果一致。

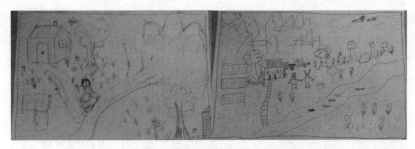

图 5—13　Co 非合作性得分低个体作品示例

Ag 攻击性

Ag 攻击性较强的人，作品无论是否动感较强，但是总体都非常有生活气息，生气勃勃，河流的面积相对较大。

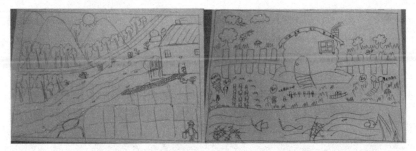

图 5—14　Ag 攻击性得分高个体作品示例

攻击性较弱个体作品却相对安静，即使是有热热闹闹的生活场景，自我形象也多为经过或观看的路人，大有"热闹是他们的，我有我的孤独"之感。

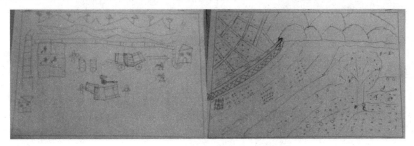

图 5—15　Ag 攻击性得分低个体作品示例

G 一般活动性

皆藤章认为，G 活动性强的人作品中河流呈左右分布，活动性弱的人则呈上下贯穿分布。本书并无发现这一差别特性，但是活动性强的个体作品中左右的河流分布比例较高；这类被试的绘画中，人会成为绘画的中心，且描绘中头部被重点描绘；同时，田的近景描绘比例较高，且往往被细致描绘，与上节回归结果一致。

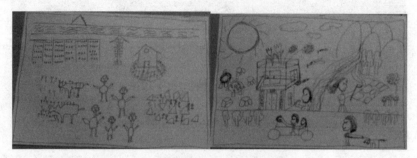

图 5—16　G 活动性得分高个体作品示例

G 活动性弱的个体作品中，人物永远不是最吸引人的，人仿佛只是风景中的一部分，甚至粗看之下不知道人在哪里；人往往不是重点描绘的更没有近景形象。

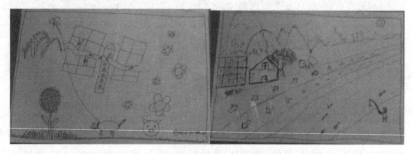

图 5—17　G 活动性得分低个体作品示例

R 乐天性

R 乐天性高的人活泼开朗、粗心大意，其绘画风格也是简单描绘，绝不浓墨重彩的描绘细节，与皆藤章等人研究一致，但总体看上去是很不错的，感觉比较清爽、干净而愉悦；房屋均有窗子甚至是打开的窗子的特性也符合回归结果。

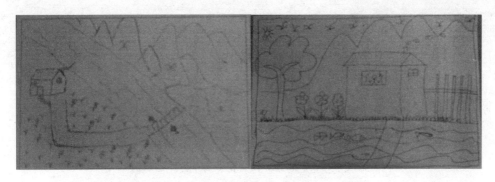

图 5—18　R 乐天性得分高个体作品示例

R 乐天性低的人优柔寡断、稳重、不开朗，对每一个细节都是仔细描绘，也与日本文化中研究结果相同，但是，这种情况下，画面给人的感觉是凌乱没有重点的，虽然，并不总是如此。如下图中河流柳树，画得细致但看上去就是乱糟糟一团。另一种描绘类型是，描绘的各个风景项目没有固定联系，只是简单地联系在一起，画面中空白处较多，无论是细节还是整体仿佛都没有仔细描绘。这种差异的发现也与上文统计结果同。

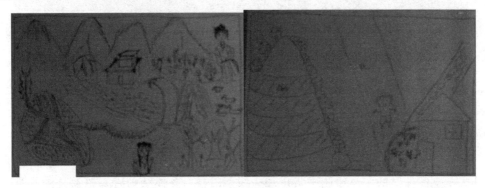

图 5—19　R 乐天性得分低个体作品示例

T 思维外向型

日本文化中发现 T 思维外向型个体往往绘画大石头，而 T 思维内向型个体则绘画小石头或小沙砾。本书发现，T 思维外向型个体绘画小石头、小沙粒尤其是路上石的概率和绘画大石头的概率差不多，而 T 思维内向型个体也有绘画大石头的情况，路上小石头的绘画概率也不低。

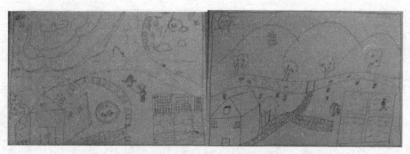

图 5—20　T思维外向型得分高个体作品示例

T思维外向型个体与T思维内向型个体区别中最大的是，T思维外向型个体自我形象一定不在画面中出现，而T思维内向型个体的自我形象是风景中的其中一个人；T思维外向型个体绘画比较紧凑有整体感，添加物较少，而T思维内向型个体仿佛是按自己意愿随意添加，关系性较小，添加物较多，分布零散，事物大小比例也一般不符合实际，鱼比人大的现象时有发生。

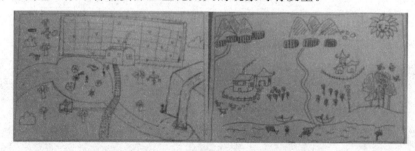

图 5—21　T思维内向型得分低个体作品示例

A 支配性

A支配性高的个体绘画中常出现一线型的枝，整体绘画给人感觉是浓墨重彩描绘的，用皆藤章等人话说叫：支配倾向个体的绘画给人很强的冲击感。

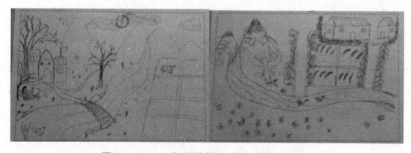

图 5—22　A 支配性得分高个体作品示例

A 支配性低，顺从倾向个体的绘画则相当简单寂寞，但是也有相反的情况出现，即幻想自己是世界的守护者，给人很强冲击感如下右图中的刚大木①，可能是现实生活不如意幻想自己成为有支配性的个体。

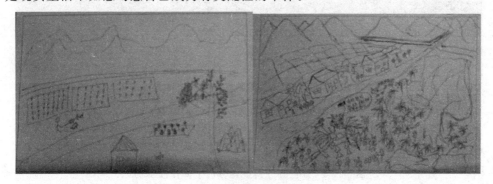

图 5—23　A 支配性得分低个体作品示例

S 社会外向型

日本学者研究发现，社会外向型和内向型风景构成图的最大区别在于房子的门，社会外向型一般有门，而社会内向型往往没有门，但这种论断看来比较片面。

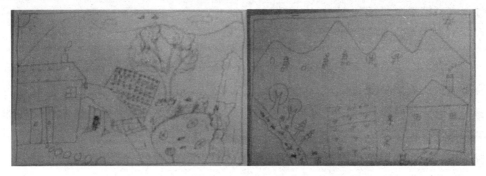

图 5—24　S 社会外向型得分高个体作品示例

社会外向型个体中也有房子门较小的情况发生，而社会内向型个体中房子门大或者是打开的门的描绘也不少，它们的区别不在门的描绘，而是要进入这扇门的难易程度。社会外向型个体的绘画中，绘画者往往为方便进入这扇门做了很多努力，会绘画桥梁，或者房子离路很近，或者从房子直接引申出路来。而社会内

---

① 刚大木，即日本真实机器人卡通《机动战士高达》中的主角"机器人高达"。

向型个体要进入门内往往非常不容易，经常要穿越没有桥梁的河流或者绕道，而道路往往为断的，然后可能还要翻过篱笆，才能进到房子中。

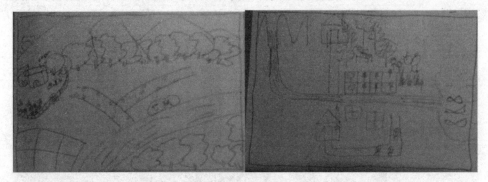

图 5—25 S社会外向型得分低个体作品示例

二、各人格类型的风景构成特点

因为收集的被试较多，故各典型类型的被试也较多，皆藤章等人在研究 Y—G 时 45 个被试，典型类型较少，各准型等均归为一类，发现以下结果有出入[①]，一并指出。有可能归因于其非典型且被试量少，且有年龄差异，在分析高校个体时，本书结果更可信：

A 型（平均型）：

河流 72.8％均为倾斜流向，且一般分布在中心领域，其中一定有东西描绘，但是画桥的概率是随机的；在风景作品的问答中 81.9％回答所绘为春季，且全部为清晨或傍晚的闲适田园风光；风景绘画中全无立体表现，多为俯瞰和正面的平面描绘，构成得点与空间阶段得分均较低，在这一点上与皆藤章等人结果一致。描绘细致的田与描绘太阳等均在 45％～55％的随机概率中；

此外，皆藤章等人还发现，A 型个体绘画的风景构成图中山均为远景，且被描绘的较大，山上很少其他项目描绘，但是本书中发现的绘图特点除了山全部为远景相同外，山的描绘不一定很大，也可能较小，属于随机概率；而房子和树木绘画在道路和田地的水平线上，也是在随机概率内，难以作为一个特点描述。

对皆藤章等人推测 A 型的人更关心自己和自己现实生活有关的事物这一点，相当赞成。首先，A 型个体的人格特点是"并不引人注意，且主导性弱，一般表

---

① 皆藤章著，吉沅洪等译.《风景构成法——一种独具特色的绘画心理疗法》[M]. 北京：中国轻工业出版社. 2011 年 5 月版. 198～203.

现为平凡，且没有精力"，在绘画问答中，绘画者的自我形象与所绘风景中人物91.9％一致，另外 8.9％回答为自己正在绘画中，可见 A 型个体，果真是只关心自己或当下正在做的事情，一般无雄心壮志，向往与世无争的田园生活，在风景问答中，高概率词汇为："田园""享受""静"，典型回答为："在一个风景优美的山水田园的风光里，一切都很宁静美好、与世无争"。

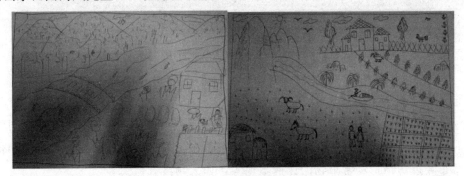

图 5—26　A 型个体作品示例

B 型（不安定、不适应、积极型）：

山的描绘均在远景，且山上一定有事物描绘或者是与河流相接，值得探讨的是，山上的事物描绘多为石头，这在其他类型中较少见；与 A 型相比，人物开始出现耕种等田中活动，而不是只是散步或享受风光等，且人物的自我形象行为大多为动态，不同于 A 型中人物自我形象大多为静态或无行为；风景的中心领域不再是河流，而成为中景的房、树等；在问答中发现个体所绘风景季节为一半春季一半夏季，这一点与 A 型也是有所不同。

皆藤章等人研究发现，这类型个体的绘画作品中，山路较多，但本书中并无一个此类型的个体有山路的描绘，而是河流的相接与相关，但是，与其结果一致的是，山上大多有事物描绘；确实偶尔有作品十分注重细节描绘，但是，与其他类型中注重细节描绘的比例相比，本书认为这一点并无参考意义。

B 型人格被认为是很可能在人际关系方面出现问题的，而本书中发现与此对应的是，该类个体容易画小房子，且门在房子比例上一定显得非常小，甚至忘了画门、窗。可见，该类个体一般很难与他人成为朋友，且在人际交往中较被动。

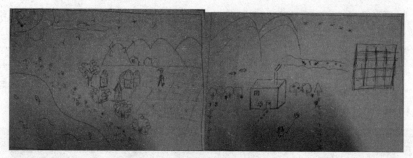

图 5—27　B 型个体作品示例

C 型（安定、适应、消极型）：

河流的描绘多为分割边角的河流；房子描绘有村落的出现；人一般为多于 1 个人，有山道和岔路的出现，有时候有奇特思想，如有幻想的动物或者是家门前有瀑布经过房顶，经常事物的比例不现实，如人物没有鱼大等。

皆藤章等人研究中因为总体被试少，故该类型的典型与准型总共才 2 人，并无具体特征确定，只确认该类型的描绘特点是稳定。

C 型人格的特点是平稳被动，如果是领导者则缺少对别人的吸引力，在风景绘图统计中发现，有趣的是，该人格类型被试风景图中，很容易将绘画者的性别联想错误，即该类被试女生有男生特质，绘画普遍较大气或粗糙，而男人的绘画则相反非常细致秀气重细节。（下左图为女生绘画，右图则出自男生之手。）

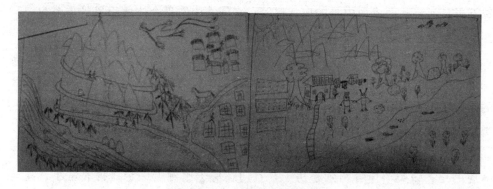

图 5—28　C 型个体作品示例

D 型（安定、积极型）：

河流的绘画多为上下贯穿或左右贯穿各半，10％的倾斜河流也是大左右的上下式贯穿即画框的对角线河流，而不是其他类型的小倾斜；河流中有石头的描绘；太阳的描绘比例占到 74％ 以上；有岔路、山中房屋和村落的出现；80％ 以上被试山的数量大于等于六；相比其他类型，该类型被试的绘画中，山的形态较险峻，山顶属于尖顶型；多注重细节描绘；人的描绘如果不是一对男女，就是一群人。

皆藤章等人认为，D 型个体的风景构成绘画中"河流和道路的表现很大胆，特别是河流，偶尔有上下贯穿的表现，受其影响，山体往往较窄"，本书所得样本中，山体受河流影响较窄的情形比例为 10％，这种情况与对角线河流相伴发生。

此外，其认为由于该类个体的积极也导致混乱，但大多数生气盎然，本书中虽并未发现混乱现象，但是的确相比其余类型，活动性更多，活动类型也多样，确实生机勃勃。

D 型人格被认为是较少在人际关系方面出现问题，行动较积极，且有领导者的性格，是领导者多产的人格类型。其最好的验证是，房子绘画中，多窗和大门的特性，以及绘画风景中开始出现秋季的季节描绘，回答中还体现出"收获""收成"字眼，在风景中的自我形象多与绘画中人物形象不同，而是在看风景的人，在人物行为中，大多用"有的……有的……"来形容，可见，该类个体不仅有生机勃勃的绘画特质，而且多期待和享受收获，能抽离自己，是一个领导者的特点。

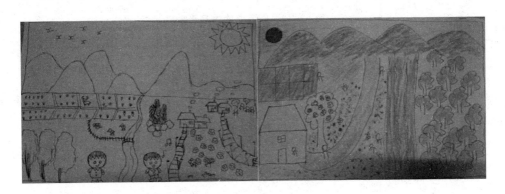

图 5—29　D 型个体作品示例

E 型（不安定、不适应、消极型）

河流相比道路非常大；山体描绘很大数量少且险峻或者小而平缓且数量多；石头的描绘一般很大很少或很小很多，与山体一样；但无论作品项目大小，所有的描绘一般都非常细致，重视细节描绘；这是 E 型的一个典型特点；但是，有时候事物的比例大小与现实不符；相比其余类型被试，画笔重度和线条浓度均非常大，且有强调的现象发生；也有奇特现象，如一半画了太阳为白天，另一半画有月亮，为黑夜。

皆藤章等人研究发现，该类型个体的山体或者非常小或者非常大到边框外，有两极端倾向，这和本书结果类似；但是山体越框或其他项目描绘越框的现象比例非常少；河流和道路平行的现象也是较低比例，相反多交叉。

E型被认为是退缩、消极和孤独的，但不少人有内在的修养和高雅兴趣；本研究中被试的作品季节有71.4%为春季的傍晚，且行为为静态或无行为，与皆藤章等人推测一致：该类型被试绘画作品和生活中均缺乏能动性和活动性。

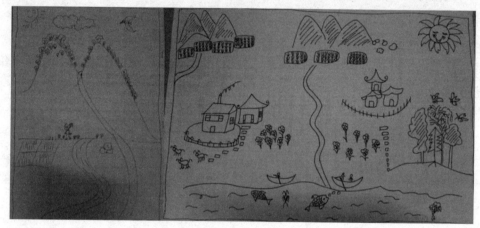

图 5—30　E型个体作品示例

第四节　结论

一、风景构成法中的临床特性指标

（1）全体指标

构成得分（同）、空间阶段得分低，视点场较多。

（2）河

河流的分布：较少"左上－右下"分布，较少绘画连接左右边框河流；

河流的形态：较少表现河流线远近法效果，直线形态少，曲线形态多；

河流和道路关系：多交叉或者直接平行且描线共有；

且有河流的缺失现象。

（3）山

山的分布：较少远景分布；

山的形态：较多一峰形态；

且有缺失现象发生。

（4）田

俯瞰的方块田，无远近法效果；

田的缺失。

（5）路

路的缺失；

（6）房

房的分布：很少描绘路旁的房屋（同）；

房的形态：无立体表现（同）；门口（同）、窗子和烟囱描绘较少；

房的缺失。

（7）树

树的分布：非常少描绘在田旁和家附近的树；

树的形态：经常有地平线描绘，但是树干底部往往没有宽度，往往没有树冠；树的棵数较少，或缺失。

（8）人

人的分布：较少描绘田中的人（同）和树附近的人；

人的形态：脸的形状一般较突出且较少记号化（同）；

人数较少，且有缺失现象。

（9）花

花的分布：较少描绘河岸的花（同）、路旁的花（同）、家旁边的花；

花的形态：没有花田的描绘；

花的缺失现象。

（10）动物

动物的分布：较少描绘河中的动物（同）；

动物类型：很少家畜的描绘；

动物的缺失现象。

（11）石头

石头的数量通常为 3 颗以上，描绘较多。

（12）其他的添加项目

桥梁的描绘非常少。

（13）自我形象

自我形象要么与他人一致要么无法确定，几乎没有与他人形象不一致的时候，大部分临床组被试在被问及风景中是否有自己或哪一个人是自己时，一般都回答："我在这里画画"或"画的人就是我"。

以上，括号后面"（同）"表示与日本文化中研究一致的检核点，其余并不一致；即认为，在将日本的"风景构成法"引入中国之初，各种指标的解释不能照搬日本文化，鉴于本书中的样本量较大，具有一定代表性，建议研究和运用者参考本书结果，当然，本书结果有很多不足之处，每看一次都觉得在研究数据中还有可提炼的结论，但实在太丰富而无法全部描述，希望本书能起抛砖引玉之效用，引起研究者们的研究兴趣，有更多、更好、更精细的研究，此外，因为被试量大无法进行的涂色项目，也有待之后的研究者完善。

二、风景构成法中可预测人格特质的指标

本书样本量大，检核的指标多，所以研究结果较丰富，具体的细节请见正文内容，在这里，只总结比较典型的项目：

（1）全体指标

空间阶段：除了绘画专业空间阶段得分普遍较高，在普遍不会画画的人群中，三维空间的完成可能表明了高抑郁质、高非合作性、高攻击性。

视点场：当视点场超过两个时，可能表明了抑郁质倾向。

作品与边框关系：作品与边框相接良好可能意味着较高的社会外向性，而若作品在边框内却不与边框相接，表明了非合作性较高。

作品的中心事物：若作品的中心为桥，则表明了客观非主观性。

（2）河

河流的形态：直线形态的河流表明高神经质，反之蛇形河流表明低神经质；融合度不够高有可能表明了抑郁质倾向；远近法明显的蛇形越来越细河流表明了乐天性较高；近景端中断河流可能表明顺从性即支配性低、神经质高；分叉的河流表明一般活动性较高；分割边角的河流表明自卑性低；

河流的分布："右上－左下"河流可能表明乐天性较低（与皆藤章等人结果类似，皆藤章等人认为，"右上－左下"河流可能是抑郁、神经质等性格倾向的反应）；

河流和道路关系：河流和道路完全没有关系可能是抑郁质的标志；河流和道

路相接（即只有交点，道路在河流处中断）意味着高抑郁质、高循环性；河流和道路直接平行且描线共有表明自卑性高；河流和道路直接交叉表明高自卑性、低支配性、低一般活动性；

河流和边框的关系：沿着下边框河流表明一般活动性高、低社会外向性；连接上下边框河流的"上下贯穿"河流表明一般活动性高、自卑感低；连接下边框与左右边框河流则是高抑郁质、高自卑感、高神经质、高主观性；作为下边框部分的角落河流则表明了非合作性高；整个下边框河流是主观性的标志；

河流的缺失：可能意味着攻击性高，思维内向。

（3）山

山的分布：高抑郁质个体山一般都分布在远景左侧；

山的数量：山的数量大于等于 4 可能表明攻击性低。

（4）田

田的形态：田的远近法效果明显除了表明绘画功底高，也可能是高攻击性的象征；田中有水道的描绘则意味着循环性较低、情绪较稳定；

田的分布：近景的田的描绘是低神经质、低主观性，合作性高、乐天性高、社会外向性高的象征，可以认为"近景的田"是健康积极心态的标志（除了罗列情况下的）；

田的缺失：高自卑感。

（5）路

路的形态：神经质高个体倾向于描绘直线型道路（与皆藤章等人结果：在一线路的描绘没有差异，不一致）；在远景端中断的道路可能是乐天性的标志；岔路与支配性有归因关系；

路的缺失：高自卑感的可能。

（6）房

房屋和边框关系：房屋一部分被边框挡住可以推测高支配性；房屋全部在框内或既有在框内又有被边框挡住的说明自卑性低、一般活动性低；

房屋的分布：房屋在近景右下可以预测高一般活动性，但合作性低，有主观性、神经质和抑郁质倾向；无近景配置可能有高自卑感或者是高攻击性，非合作性高的倾向；

房屋的形态：门的描绘可推测乐天性倾向；但窗子可能是低乐天性描绘；房屋有立体表现意味着抑郁质较低；

房屋与其他项目关系：房屋在山上显示自卑感低，循环性高；

房屋的数量：村落的描绘可以认为是积极健康心态的象征（低抑郁质、低自卑感、低神经质、低攻击性、高合作性、高一般活动性）；

房的缺失：可能表明循环性高、自卑感高、主观性高、非合作性高。

（7）树

树和边框的关系：一部分被边框挡住的树是高主观性、高支配性倾向的象征；

树的分布：树没有近景配置可能意味着思维外向性；

树的形态：树有地平线描绘是消极心态（高抑郁质、高自卑感、高神经质、高主观性）；一线状的树干是低主观性的倾向；有树叶的描绘是社会外向型的可能；树干底部有宽度可能表明高攻击型；

树和其他项目关系：树描绘在家附近个体思维外向；树有树冠的描绘个体乐天性高。

（8）人

性别：只绘画同性可能表明抑郁质较高；若绘画的人物性别不明则可能是自卑感高的倾向；

人数：神经质个体大多只描绘一个人；

行为：动态行为的描绘表明支配性高；静态行为则可能表明高自卑感；人物之间有人际情况的描绘是低自卑感、低神经质、高乐天性的象征；

形态：人物脸上没有形态描绘是顺从性的可能标志；

人物与其他项目关系：人物在田中是自卑感低的象征；人物在家附近的描绘个体抑郁质低、合作性高；人物在树附近的描绘个体一般活动性低、社会外向性低；人物在河岸上则攻击性低。

（9）花

花与其他项目关系：花在田旁个体有低乐天性、社会内向型倾向；花在路旁个体也有社会内向型倾向，社会外向性低；花在树下个体合作性高；

花的缺失：社会内向型。

（10）动物

动物的形态：动物的形态水准高是思维内向型个体的描绘特点；

动物与其他项目关系：动物在田中表明个体可能抑郁质低、循环性低；动物在树旁或房屋附近表明个体思维内向型倾向；

动物的类型：描绘了兔子表明抑郁质高、循环性高；昆虫描绘表明支配性低；

两栖类动物的出现则可能意味着自卑感高；家畜和鸟的描绘个体抑郁质低。

（11）岩石

岩石的形态：岩石有省略化说明主观性低；

岩石与其他项目关系：岩石描绘在山中的个体有社会外向型倾向；石头描绘在树下个体攻击性较低；岩石描绘在路上则有可能是高合作性个体。

（12）任何想添加的项目

除了给出的项目，还有添加项目的个体支配性高、一般活动性高。

（13）风景中自我形象

位置：风景中自我形象在远景可能意味着抑郁质高、攻击性高；风景中自我形象在房屋附近则可能是合作性低；

行为：风景中自我形象行为为动态，意味着个体的支配性高、社会外向性高。

三、风景构成法中可以预测人格特质、人格类型的构成特点

（1）人格特质高低上的风景构成特点

D抑郁质高个体有透视图特性，附加物少，画面空白多，绘画作品总体显得非常安静，与日本文化相同；不同在房子一般会有和其他项目的联系，可能会有星月的描绘，且一般绘画大石头。

D抑郁质低个体呈现俯瞰性，比较强调近景，附属物多，与日本文化的不同在绘画中的人物关系有描绘，并不各自活动。

C循环性高个体山的存在感很强，与日本文化不同的是，河流与道路的经常性交叉被检出，且绘画有两个极端性：特别有动感或特别安静。

C循环性低个体绘画普遍安静而且描绘细致，与日本文化研究结果相同。

I自卑感高个体多分割边角的河流分布，与日本文化结果检出不同的有风景中的自我形象行为多为静态或无行为，太阳的描绘较少，有云下的太阳描绘出现。

I自卑感低个体远景群描绘大胆，画面活动强，多太阳描绘。

N神经质高个体绘画有两种极端：特别简单、安静或特别复杂、喧闹，但都描绘细致，没有大石头的描绘；与日本文化检出不同的有：河流中多小船描绘，河流两岸视角大多不同，"风"的问答多出现在神经质高个体中。

N神经质低个体与日本文化检出不同在，画面不一定是活动性很强的，但是自我形象一定是活动性很强的。

O 主观性高个体与日本文化不同，有整个下边框或部分下边框河流描绘特点。

O 主观性低个体并没有日本文化中注重整体布局的特点，但是绘画总体比较清晰，且个体的活动相对主观性高个体有动感。

Co 非合作性高个体并不像日本文化检出全部单独出现，而是大多有一群人出现的情况，但自我形象远离人群，且房子的门较小或者是被忽略。

Co 非合作性低个体人物间关系具体，且房子的门一般在房子比例上较大。

Ag 攻击性高个体绘画生机勃勃，河流面积较大，中国文化的特性。

Ag 攻击性低个体相对安静，有中国文化的特点，有"热闹是他们的，我有我的孤独"之感，自我形象多为旁观者。

G 活动性高个体多左右河流分布，中国的特性还有多近景的田的描绘，且一般有细致的作物描绘。

G 活动性低个体人往往成为风景的一小部分，粗看下很难找到人的位置。

R 乐天性高个体绘画风格简洁、并不细致描绘。

R 乐天性低个体的细致描绘与日本文化相同，不同的是画面多凌乱无重点，且空白处多，项目间联系不具体。

T 思维外向型高低的区别，日本文化中为石头的大小，但在中国文化中，这种差异并不存在，而在于思维外向型个体自我形象不在画面内，而思维内向型个体自我形象多为其中一个人物；思维外向型个体添加物少、画面有整体紧凑感，而思维内向型个体添加物多、画面凌乱、分布零散，且绘画项目往往不符合实际大小比例。

A 支配性高个体绘画浓墨重彩，较有冲击性。

A 支配性低个体相当寂寞，中国文化的特性在于有可能出现非常冲击性的绘画项目，多为个体的自我形象，但是为幻想物。

S 社会外向型高低个体在日本文化的区别主要在是否画门或大门，但中国文化中的区别不在门是否绘画及比例大小，而在于要进到这扇门内的困难程度：社会外向型个体也可能画小门但是要进门很容易，门开着或有路直接通且没有障碍物；社会内向型个体也可能画开着的大门，但是进门却困难重重，有断路、篱笆、要过河却没有桥等。

（2）不同人格类型的风景构成特点

A 型人格类型的个体多倾斜河流的绘画，构成得点、空间阶段得分一般较低，与日本文化相同，但也有自己的特点：绘画中全无立体表现，所绘画的季节多为春季，时间多为清晨或傍晚，风景故事多为："田园生活""与世无争"。

B型人格类型的个体山的描绘均为远景且山上多有内容物，人物形象行为多动态，其中，具有中国文化特性的在：山上山道的描绘没有，但山上多石头，门的描绘比例较小，常忘记画窗。

C型人格类型的个体多分割边角河流描绘，有村落的描绘出现，有奇特幻想，且值得探讨的是，该类型个体女性绘画特点较大气、粗犷，而男性的绘画特点多清秀、细致。且以上均为中国特性，因为皆藤章等人的研究中被试少无此类人格类型个体，故也无法比较。是否与当下中国青少年女生越来越汉子，男生越来越娇柔有关，待后来研究者补充。

D型人格类型河流多上下或左右贯穿，画面活动感强，中国文化的独特特点是：山的形态普遍险峻，且数量一般大于6，多细节描绘，人物没有单独描绘现象，房子多大门、有窗，人物行为多样，季节描绘中出现秋季和丰收的字眼。

E型人格个体的山描绘或非常大或者非常小呈两极端性，且描绘细致，但并无发现日本文化中越框的山体描绘，河流道路的平行比例也较仏。

其中，具体的特性、不同见正文。这些都提示我们在国内运用风景构成法时，要经过研究取证再运用在国内，本书结果可以作为一个很好的参考。

第六章 风景构成法团体辅导

团体辅导（Group Counseling）也称团体心理咨询[①]：是在团体情境中提供心理帮助与指导的一种心理咨询的形式。它是一种通过团体内人际交互作用，促使个体在交往中通过观察、学习、体验、认识自我、探讨自我、接纳自我、调整改善与他人的关系，学习新的态度与行为方式，以发展良好适应的助人过程。具有影响广泛、效率高、效果容易巩固等优点[②]，现今已成为一种应用广泛的改善大学生心理品质的重要教育形式。

自 20 世纪 90 年代初，团体辅导传入我国大陆，团体辅导在国内高校应用已非常多，如杨眉[③]（1997）的大学生社交焦虑团体辅导、田万生[④]（1999）的大学生集体心理咨询、孙时进[⑤]等（2000）的大学生自信心团体辅导、苏雯[⑥]（2001）人际交往能力团体辅导、杨宏飞[⑦]等（2002）的大学生人际交往能力团体辅导、林少真等（2004）的大学生人格品质团体辅导、李英[⑧]等（2005）的大学生人际交往焦虑团体辅导、张亚[⑨]（2006）的大学生自我接纳团体辅导、倪士

[①] 樊富珉.《团体心理咨询》［M］. 北京：高等教育出版社. 2005 年 5 月版，4.

[②] 龚惠香.《团体心理咨询的实践与研究》［M］. 杭州：浙江大学出版社. 2010 年 6 月版. 8～9.

[③] 杨眉.《大学生社交焦虑的集体心理治疗》［J］. 中国心理卫生杂志. 1997. 11（4）：247～248.

[④] 田万生，方平.《大学生集体心理咨询的实验研究》［J］. 中国心理卫生杂志. 1999. 11（1）：56～57.

[⑤] 孙时进，范新河，刘伟.《团体心理咨询对提高大学生自信心的效果研究》［J］. 心理科学. 2000. 23（1）：77～79，127.

[⑥] 苏雯.《团体咨询改进大中学生人际交往能力的实验研究》［D］. 云南师范大学硕士学位论文. 2001 年.

[⑦] 杨宏飞，唐永卿，郭洪芹.《团体心理咨询对提高大学生人际交往能力的效果研究》［J］. 中国行为医学科学 2002. 11（6）：692.

[⑧] 李英，刘爱书，张守臣.《团体心理辅导对大学生人际交往焦虑的影响》［J］. 中国健康心理学杂志. 2005. 13（4）：252～256.

[⑨] 张亚，徐光兴.《团体催眠辅导在提高大学生自我接纳程度中的应用初探》［J］. 心理科学. 2006. 29（1）：236～238.

光①等（2010）的大学生面试焦虑团体辅导、钟向阳②（2010）的大学生恋爱关系团体辅导、齐金玲③等（2011）的残疾大学生自信心团体辅导等相当多研究，且效果显著，认为团体心理咨询对改善大学生心理健康状况具有积极意义，是高校进行心理健康教育的较好途径，在提高大学生心理素质、解决心理困扰、发挥个人潜能、改善人际关系方面有良好的促进作用。

这里，简要介绍几篇与本书相关的艺术疗法团体辅导，以做借鉴：

张雯④（2007）对大学生进行了每周1次，每次2小时，一共12周的舞动团体心理干预实验，其进行的舞蹈团体干预分三个阶段：第一个阶段为肢体舞动暖身练习，形成良好的团体心理氛围；第二阶段以创造性的舞蹈探索活动为主，自己体验及分享感受；第三阶段为放松练习及回顾总结。结果表明舞动团体对大学生"自我概念""自我接纳"有积极作用，且对"社交焦虑""社会孤独"的降低起到作用，同时"幸福感指数"显著提高，SCL－90⑤总分降低。

陈宝佳⑥等（2007）在大学生间进行了团体箱庭，用以解决大学生的寝室关系问题，以寝室为单位进行团体箱庭，抽签轮流摆放沙具，每次进行5～7轮，总共进行3次，结果发现，团体箱庭对大学生的心理症状起到积极影响，SCL－90的人际敏感因子、偏执因子干预前后有显著的差异，其余因子也均有降低，主观评价问卷发现对寝室关系问题有积极作用，使得寝室成员更趋向配合与了解，对其他成员及自己的评价都更积极。

孟沛欣（2004⑦、2005⑧）对精神分裂症患者进行了团体绘画艺术干预，每

① 倪士光，伍新春，张峣.《森田疗法取向团体辅导改善大学生面试焦虑的对照研究》[J].中国心理卫生杂志. 2010. 24（5）：375～379.

② 钟向阳.《大学生恋爱关系团体辅导方案的设计与效果研究》[J]. 青年探索. 2010. 4：89～92.

③ 齐金玲，李辉.《残疾大学生自信心团体辅导效果研究》[J]. 中国健康心理学杂志. 2011. 19（3）：317～318.

④ 张雯.《舞动心理团体辅导对大学生心理健康发展的实验研究》[D]. 北京师范大学硕士论文. 2007年.

⑤ SCL－90即《症状自评量表》又名《90项症状清单》。本测验可从多角度评定一个人是否有某种心理症状及严重程度。

⑥ 陈宝佳，许爱华，刘志宏.《团体箱庭疗法在解决大学生寝室问题中的应用》[J]. 中国健康心理学杂志. 2007. 15（10）：885～888.

⑦ 孟沛欣.《精神分裂症患者绘画艺术评定与绘画艺术治疗干预》[D]. 北京师范大学博士论文. 2004年.

⑧ 孟沛欣.《精神分裂症患者团体绘画艺术干预》[D]. 心理学报. 2005. 37（3）：403～412.

次 90～120 分钟，每周 2 次，共 15 周，干预前后干预组和对照组被试均接受精神评定、心理测验和绘画艺术评定测验。结果发现：干预组被试的大体评定量表分数高于对照组，阳性和阴性症状量表总分低于对照组，诊断绘画系列（DDS）分数和自画像艺术评定（SPD）分数低于对照组，自我概念总分高于对照组，生活质量的躯体功能维度、心理功能维度和社会功能维度分数都高于对照组。

巩丽群[①]（2008）对大学生进行了每次 1.5 小时，每周 2 次，共 8 次的绘画艺术团体辅导，包括情绪画、绘画接力、主题画、橡皮泥游戏等，结果表明绘画艺术团体辅导能够加深大学生对自我的了解和认识，增进其自我接纳程度，加强其自我和谐感，提高其自尊水平，从整体上促进其人格成长，提升其心理健康水平。

综上所述，关于艺术疗法的团体辅导已经非常成熟，无论是舞动、箱庭还是绘画，均有成熟的应用，且被证明对大学生的自我了解、人际关系、心理健康和主观幸福感等均有非常大的积极影响作用。

第一节　研究过程与方法

一、研究目的

已发表文章中尚未出现高校大学生的风景构成法团体辅导，日本佐藤文子（1991、1996）将 LMT 运用在临床实践中，发展了"团体风景构成法"与"协作风景构成法"，是风景构成法的团体咨询的第一篇相关发表文章。但佐藤文子的"团体与协作风景构成法"均是在精神病患者中进行的，并没有在精神病人之外的群体中进行过风景构成法的团体辅导，本书将团体风景构成法运用于大学生群体，意在研究 LMT 在中国大陆高校中心理咨询与辅导的可能性与适用性，以及与其他类似疗法之间的比较，比如沙盘、家庭图等。

本章要回答的问题为：

（1）风景构成法团体辅导是否适合高校大学生？

（2）风景构成法团体辅导是否受高校大学生欢迎？

（3）风景构成法团体辅导对大学生自我认识是否有积极影响作用？

（4）风景构成法团体辅导对大学生心理健康、人际交往、幸福感等是否有促进作用？

① 巩丽群.《绘画艺术疗法在大学生心理辅导与咨询中的应用探索》[D]. 华东师范大学硕士论文. 2008 年.

二、团体辅导方案

三年高校兼职咨询师的经历，综合发现大学生在自我认识以及人际交往中存在的问题较多，对自我错误、扭曲的认识，使得某些大学生对自己自信不高，且在人际交往中不敢表达自己想法，害怕表现自己；且因为自我认识不清楚，而使得学生对自己的生活无控制感、对生活和职业呈现迷茫状态，更盲目地羡慕他人、贬低自己，对自己的选择和现状不满意，但又没有改变的勇气；在职业规划上，容易随大流，不知道自己适合什么、喜欢什么、想要什么，只是看大家都考试，他也考试，他们找工作他也找，别人考研他们也考研，自己想要的太多，因为不知道自己真正想要什么，对自己的规划非常迷茫，这可从上一章的图5－1看到。

本团队辅导以加深团员的自我认识，以及提升人际安全感和对自己生活控制和规划性为目的，通过团体成员的主动参与、有效地表达自我，由此得到关于自身的深层度心理体验，从而促使团体成员自我成长与自我完善。

按照樊富珉《团体心理咨询》关于团体计划书所列项目①，介绍本团体方案：

（1）团体名称

"我爱我自己，我有我风景"，大学生自我成长小组。

（2）团体性质

大学生同质团体，以封闭式的结构团体为形式，其实质是成长性咨询团体。

（3）团体目标

具体来说，本次团体辅导的实施目的有：

①给成员创设安全、温馨、包容的团体伙伴与氛围，使成员表达自我。

②在绘画表达的过程中，加深对自我的认识和了解程度。

③通过对自我的了解与认识，更接纳自我，更爱自己。

④将对自己的爱，推及于对生活的热爱，以及对未来的向往。

⑤因着对自己的了解以及对生活的向往，规划最适合自己的未来以及最适合自己的人。

活动过程包括三个阶段：热身意象、绘画小游戏的主题导入阶段，主题LMT绘画的实施和主题分享阶段，祝福成长的结束阶段。各阶段目标分别为：

---

① 樊富珉.《团体心理咨询》[J]. 高等教育出版社. 2005 年 5 月版.

表 6-1　活动阶段与目标

活动阶段	单元目标
主题导入	澄清目标任务
	激发团体动机
	建立信任关系
实施分享	积极主动参与
	团体无间凝聚
	毫无保留分享
祝福结束	我有我风景
	我知我自己
	我爱我自己

（4）团体对象与规模

团体共 6 人，专业、性别、年龄、年级不限，有自我成长意愿，有更深入地认识和了解自我、改变自我的愿望；能坚持参加团体的全程活动，并遵守团体规则，并能对团体信息保密的本科生。

（5）团体活动时间与场地

整个活动共 8 次，每次活动 2 个小时，活动全程共两周时间。

场地为有活动桌椅的安静教室，在汕头大学 789 楼活动室以及沙盘室进行。

（6）团体设计理论依据

①个人中心治疗理论

个人中心理论认为：人是理性的、有建设性的、值得信任的。人能尊重他人，能够发展亲密的人际关系，也有能力去发现心理的适应不良，通过自己寻求心理健康。团体成员在真诚、尊重和同感的氛围中，更有安全感，更愿意展示真实的自我，自我潜能也更能充分发挥，从而，个人自我认识、自我接纳、自我信任、自我尊重以及在与他人交往过程中也更有安全感，行为也会有所改变和成长。

人本主义治疗者中心抱有积极乐观的人性观，主张以当事人为中心，提倡真诚、无条件的积极关注和共情，强调每个人的价值和尊严，强调团体中人际交往经验。团体辅导的目的不是治疗，而是促进个人成长。

②风景构成法的自疗性

风景构成法作为绘画艺术疗法，具有全部艺术疗法的特点和全部绘画疗法的特征，具有表现性、实践性、自由性和创造性，以及投射技术的间接性和推论性。LMT可以作为一种媒介，在咨访关系中起到桥梁的作用，适用于所有人群，有助于形成和谐信任的咨访关系，尤其适用于不愿或者不想透露自己内心的来访者，或者没有能力表达的患者，可以不依赖于他们的表达并可借助风景构成法来了解其内心状态。

绘画风景构成中的各个项目就是一种内心情感的冲突与矛盾的表达，仅就绘画这个过程本身就是很好的治疗过程。绕过意识的防备，在LMT中，绘画者将自己过去的经验、体会以及情感、需求和动机、潜意识等投射在所绘画的项目中，由此，主试者并可推论分析出绘画者潜藏的内心。

同时，沙盘以及其他的绘画艺术也有同样的治疗作用。

③人际互动和学习理论

这部分理论为综合多个理论而提出：团体动力学①（group dynamics）将团体看作一种具有心理学意义的动力整体来加以分析，认为团体的本质在于其所属成员的相互依赖。因为团体和团体的情境构成了社会场，其价值在于它能够满足人们的生存需要，归属感、安全感等心理需要，信息的需要，交往的需要和社会支持的需要等；社会学习理论②认为个体通过观察别人的行为而能学习，团体提供了大量观察学习的机会；相互作用论③也为团体中成员互动这一疗效因子的作用做了证明。

（7）团体方案

①原则与疗效因子④

樊富珉认为团体心理咨询的原则有7条⑤：专业原则、民主原则、共同原则、启导原则、发展原则、综合原则和保密原则。

① 乐国安、汪新建.《社会心理学理论与体系》［M］. 北京：北京师范大学出版社. 2011 年 6 月版. 341～354.

② 同上. 308～323.

③ 同上. 481～494.

④ Irvin Yalom.《团体心理治疗——理论与实践》［M］. 北京：中国轻工业出版社. 2005 年 1 月版. 1.

⑤ 樊富珉.《团体心理咨询》［J］. 北京：高等教育出版社. 2005 年 5 月版. 29～30.

本团队还希望领导者努力的以下几点成为疗效因子[①]，协助团体目标完成：

创设安全情境，激发自我开放。

努力创设安全情境，让学员在诚恳、接纳的氛围中高度投入，与他人分享经验和感受，暴露出他们的困惑、观点和情绪情感，通过讨论使他们明白困惑起因。

建构团体同质，促进自我接纳。

学员团体的同质性，可促进学员自我接纳；平等与接纳的整体氛围，可使学员在团体中采取建设性的行为和态度来改变自己和帮助别人。

凝聚团体力量，拉拢你我心房。

做团体中的倾诉者和倾听者，相互关心、相互支持、相互理解。在安全与坦诚的氛围之下敞开心扉，通过别人的生活，思考自己的生活，最终有所悟与收获。

加强有效互动，提升成员认识。

互动理论认为，社会是由一群互动的个人所组成的，个人互动行为不断地在修改和调整，社会因此而不断发生变化；通过加强有效互动，让学员获得更多的成长契机，让学员认识自己、热爱自己。

②具体方案

表 6-2　团体辅导具体方案

名称	序号	时间	地点	活动内容	活动目标
我的风景	第一次	9：00-9：30	726	签到、知情同意书、领导者发言	1. 澄清团队目标，激发动机
		9：30-9：45		热身游戏：意象自我介绍	2. 成员相互熟悉，营造温馨团队
		9：45-11：20		主题：我的风景 活动名称：LMT 的初始绘画	3. 对自己的初步认识，自己知道的或不知道的自己
				分享	

---

① 疗效因子：Irvin 认为"治疗性改变是一个非常复杂的过程，而且随着人类各种体验的复杂的相互作用而产生"，这种相互作用就是疗效因子。并认为主要的疗效因子有以下 11 个：希望重塑、普遍性、传递信息（治疗师提供的教导式方式）、利他主义、原先家庭的矫正性重现、提高社交技巧、行为模仿、人际学习、团体凝聚力、宣泄、存在意识因子。其中，"患者认为团体凝聚力是成功的团体治疗的最为重要的决定性因素"。关于疗效因子及研究书籍可见 Irvin 的《团体心理治疗——理论与实践》、林孟平《小组辅导与心理治疗》、龚惠香《团体心理咨询的实践与研究》等，相关论文也较多.

续表

名称	序号	时间	地点	活动内容	活动目标
经年风景	过去的我	第二次	9：00—9：10		主题：我们有缘 活动名称：暖身游戏，找同类	1. 增进成员的团结、真诚氛围 2. 更全面认识自己，接受自己 3. 了解自己的过往如何造就了自己 4. 创伤经历宣泄，哀伤表达
			9：10—10：50	736	主题：过去成就了我 活动名称：六格图绘画	
					分享	
			10：50—11：00		主题：生命彩虹 祝福	
	家庭与我	第三次	9：00—9：05		主题：家庭人 活动名称：暖身游戏，鸡的进化史	1. 更认识自己的成长过程与成长模式，了解自己相处交往模式的形成 2. 了解自己对家庭的期待和向往 3. 需要的改变
			9：05—10：30	736	主题：我这样在家庭中长大 活动名称：家庭图	
					分享	
			10：30—11：00		主题：认识家庭与我的关系 祝福	
携手成长		第四次	9：00—9：15		主题：携手成长 活动名称：绘画接力	1. 更清晰认识社会对我的认识及他人对我的认识 2. 增进成员信任真诚的团体氛围 3. 给团队成员温暖的成长氛围
			9：15—10：40	736	主题：携手成长 活动名称：团体风景画	
					分享	
			10：40—11：00		主题：携手成长 活动名称：绘画传递	

续表

名称	序号	时间	地点	活动内容	活动目标
看风景的心情	第五次	9：00—9：30	736	**热身游戏：意象表演**	1. 宣泄不良情绪 2. 改善情绪状态 3. 人生就像旅程，重要的不是目的地，而是路上的风景和看风景的心情
		9：45—11：20		主题：我的尴尬和痛苦时刻 活动名称：绘画	
				分享	
		10：20—11：30		活动：美丽心情绘画 祝福	
理想照进现实	美丽生活 第六次	9：00—9：10	736	主题：我们有缘 活动名称：暖身游戏，找沙具	1. 第一次客观全面阐述对自己生活的幻想和美丽愿望 2. 增进成员的团结、真诚氛围
		9：10—10：50		主题：美丽生活 活动名称：团体沙盘	
				分享	
		10：50—11：00		主题：沙盘画 祝福	
	差距与改进 第七次	9：00—9：05	736	主题：理想现实 活动名称：绘画	1. 说出自己的理想，认清差距及该努力的方向、该改进的地方以及需要修改的地方 2. 和谐团队氛围
		9：05—10：30		主题：理想照进现实 活动名称：LMT风景画与现实修改	
				分享	
		10：30—11：00		主题：美好未来 祝福	

续表

名称	序号	时间	地点	活动内容	活动目标
未来图景	第八次	9：00—9：15	726	主题：许愿 活动名称：团体许愿树绘画	1. 认清自己，认清现实，认清未来 2. 美好愿望、自我成长旅程的祝福与鼓励
		9：15—10：40		主题：我的未来生活 活动名称：LMT风景画 分享	
		10：40—11：00		主题：与您一同相伴成长 活动名称：祝福结束	

（8）评估工具

依本团体方案的目标与设定，本书主要目的在使小组成员了解与认识自己，从而更爱自己，人际交往能力适当提高，同时对自己的未来规划等更清晰。所以，本书选取自尊和安全感量表两个维度作为前后测量表，以测试其自我认识、人际交往、未来生活规划等的改进。因为这两个量表与自我接纳量表、人际信任量表、应对方式问卷、SCL－90 等相关度高，达到统计学显著水平，且为了不让成员产生逆反，故选这两个简短量表，而并不采取更多量表。

①Rosenberg 自尊量表（RSES）

自尊是指个体对自身的一种积极或消极的态度（Rosenberg，1965），对个体乃至人类的生存和发展有着重要意义。熊承清[①]（2008）在大学生群体中发现，在 RSES 上得高分的个体趋向于采取"问题解决"和"求助"的应对方式，而得分较低者则趋向于采取"压抑""逃避"和"退缩"的应对方式。且谢虹[②]（2001）研究发现在该自尊量表上的得分高低与 SCL－90 所有 9 个因子得分高低呈显著的负相关（P＜0．001）。

[①] 熊承清，何朝峰，侯艳丽.《大学生自尊与应对方式的关系》[J]. 中国健康心理学杂志. 2008. 16（1）：9～11.

[②] 谢虹，孙玲，王焕霞等.《高中生自尊水平与心理健康的相关研究》[J]. 中国行为医学科学. 2001. 10（4）：36～37.

RSES 由 Rosenberg 于 1965 年编制①，由 10 个项目组成②，其中 5 个正向表述，5 个负向表述，采用 4 点记分，1 代表"很不符合"，2 代表"不符合"，3 代表"符合"，4 代表"非常符合"。5 个题目反向记分，得分越高表明自尊水平越高③。

其中文修订版的内部一致性系数和重测信度、结构效度、实证效度等均被国内诸多学者所证实，如王萍④（1998）、杨烨⑤（2007）等。

②安全感量表（SQ）

关于安全感已有研究可见姚本先等⑥（2009）。更早研究如安莉娟等⑦（2003），同时更在综合了不同流派关于安全感的研究与定义后提出安全感定义：安全感是对可能出现的对身体或心理的危险或风险的预感，以及个体在应对处境时的有力/无力感，主要表现为确定感和可控制感，更在此基础上编制了安全感量表。

安全感量表（Security Questionnaire，SQ）由丛中、安莉娟于 2004 年发文编制，为自评量表，共 16 个题目，分为"人际安全感"和"确定控制感"两个分量表，各 8 个项目；5 级评分：1 非常符合；2 基本符合；3 中性或不确定；4 基本不符合；5 非常不符合；各记 1、2、3、4、5 分。

该量表信度、效度等已被证明⑧：两个分量表的内部一致性系数分别为 0.747 和 0.720，全量表为 0.796，分量表分半信度分别为 0.718、0.674，三周后的重测信度为 0.683、0.669，总量表为 0.742；经探索性因子分析、正交旋转

① Rosenberg M. Society and the adolescent self－image. Princeton：Princeton University Press. 1965.
② 关于该量表中文修订版发现的两个维度，因子结构，第 8 题情况等可见杨烨等（2007）《Rosenberg 自尊量表因素结构的再验证》、王孟成等（2010）《项目表述方法对中文 Rosenberg 自尊量表因子结构的影响》、申自力等（2008）、林修全等（2010）《Rosenberg 自尊量表中文版条目 8 处理方法的再讨论》.
③ 戴晓阳.《常用心理评估量表手册》[M]. 北京：人民军医出版社. 2010. 251～253.
④ 王萍，高华，许家玉等.《自尊量表信度效度研究》[J]. 山东精神医学. 1998. 11（4）：22. 31～32.
⑤ 杨烨，王登峰.《Rosenberg 自尊量表因素结构的再验证》[J]. 中国心理卫生杂志. 2007. 21（9）：603～605.
⑥ 姚本先，汪海彬.《1987－2008 年我国安全感研究现状的文献计量学分析》[J]. 心理学探新. 2009. 29（4）：93～96.
⑦ 安莉娟，丛中.《安全感研究述评》[J]. 中国行为医学科学. 2003. 12（6）：698～699.
⑧ 丛中，安莉娟.《安全感量表的初步编制及信度、效度检验》[J]. 中国心理卫生杂志. 2004. 18（2）：97～99.

后发现符合理论假设，结构效度被证明；以人际信任量表、社交回避量表、苦恼量表、自我接纳量表、个人评价量表以及马斯洛的安全—不安全感量表为效标，检验发现该量表效标效度较好，在区分正常人与神经症患者的测量与检验中表明该量表实证效度好，且应用广泛。

③团体辅导效果反馈表

根据已发表的论文和已出版的团体辅导和拓展训练图书中的团体活动效果反馈表，自编本次团体辅导活动的效果反馈表，包括参加团队的意愿，对团体氛围的评价以及团体内容的评估、团体辅导带来的收获，以及对团体中各活动的满意度。

第二节 数据与统计

在传单和海报宣传后，招到 6 个愿意全程参与且有改变意愿的大学生，如下：

表 6-3　参加团体辅导学生情况表

	年级			性别		院系	
大一	大三	大四	男	女	理工	文商
2	3	1	2	4	2	4

表中，数字为人数。在所有参加的学生中有一对情侣，其余的互不认识。

一、Rosenberg 自尊量表

表 6-4　自尊量表得分前后测总分表

自尊	组员 1	组员 2	组员 3	组员 4	组员 5	组员 6
前测	32	39	24	28	37	27
后测	34	37	32	33	37	36

上表中，给出了所有六个组员在前测后测中给出的自尊量表得分，从上表数据看，所有组员几乎都在我们的团队辅导中受益，自尊量表得分更高，独立样本 T 检验发现 t 值等于 -1.428，P$=0.184$，不显著。自尊量表得分最高分即满分为 40 分，在团队辅导前，组员 2 和组员 5 的自尊得分就非常高，这类组员结果并没有改变，维持较高水平；除去这两个组员，其余组员都有不同程度的提高，

尤其是组员 3（t＝－3.795，P＝0.001）和组员 6（t＝－4.025，P＝0.001），他们在辅导前的自尊得分在整个团队中稍低，但辅导后，自尊得分追上平均水平。

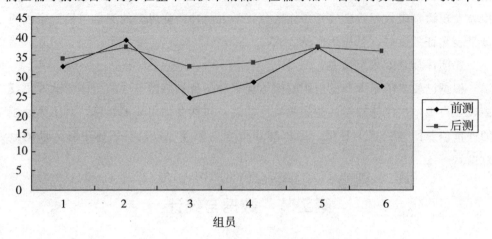

图 6－1　组员自尊量表得分前后测折线图

从上图，我们可以看出，仿佛有一种趋中的趋势，即特别高的降低，特别低的升高，总体水平保持在 35 左右。

通过自尊水平的提高，我们也可以认为，与 Rosenberg 自尊量表相关的其余量表的得分我们也能预测。比如，在团体辅导后，组员的 SCL－90 的所有因子分应该都会降低，面对问题的应对方式也更加积极，可以认为，团体组员在参与后心理更健康、更积极。

然后来看，具体到各个题目，组员们的提升程度，如下表：

表 6－5　自尊量表各项目前后测平均分

项目	1	2	3	4	5	6	7	8	9	10
前测	3.33	3.67	2.83	3.17	2.50	3.17	2.67	3.67	3.00	3.17
后测	3.67	3.67	3.50	3.83	2.67	3.50	3.17	3.83	3.50	3.50

从上表看出，得分提高较多的有项目 3、项目 4、项目 7、项目 9 和项目 10。项目 3 为：归根结底，我倾向于觉得自己是一个失败者；项目 4 为：我能像大多数人一样把事情做好；项目 7 为：总的来说，我对自己是满意的；项目 9 为：我确实时常感到自己毫无用处；项目 10 为：我时常认为自己一无是处。可知，在团体辅导活动参与后，成员们对自己更满意。但独立样本 T 检验发现，各项目的提高并没有达到显著水平。

二、安全感量表

（1）人际安全感

表 6-6　人际安全感前后测得分

自尊	组员1	组员2	组员3	组员4	组员5	组员6
前测	30	25	15	23	28	18
后测	30	27	24	30	30	30

人际安全感最高分 40 分，从上表看，组员们的人际安全感都得到一定的提高（t=−2.074，P＞0.05）。尤其是组员 3（t=−2.553，P＜0.05）和组员 6（t=−5.020，P＜0.001）。

对各个项目进行独立样本 T 检验发现，在人际安全感所有 8 个项目的前后测差异显著的为项目 15，t=−2.236，P=0.049＜0.05。项目 15：我害怕与他人建立并保持亲近关系。我们可以认为，在团体辅导的过程中，团体的氛围和过程使得组员在这方面安全感得到显著的提升，或者说组员们在团队中尝试了亲近关系的建立，最初的恐惧感消除了。

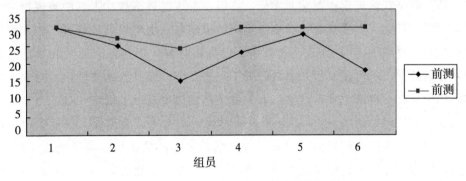

图 6-2　人际安全感前后测对比折线图

（2）确定控制感

表 6-7　确定控制感前后测得分表

	组员1	组员2	组员3	组员4	组员5	组员6
前测	15	24	21	27	25	24
后测	31	31	30	28	29	35

所有的被试在确定和控制感上都得到提升，T检验显著（t＝－4.022，P＝0.002＜0.01），可以认为在经过团体辅导后的组员在确定、控制感上得到显著的提升，他们对自己的生活觉得更有掌控力和确定性，其中组员1（t＝－4.036，p＜0.001）、组员3（t＝－2.496，p＜0.05）和组员6（t＝－2.986，p＜0.01）在确定控制感上提升最多，见下图：

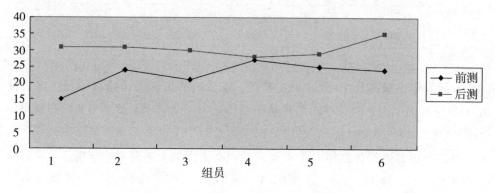

图6－3　确定控制感前后测对比折线图

其中，我们来讨论下组员1，该组员在辅导前的自尊非常高，人际安全感也非常高，但是唯独确定控制感非常低，原因在于该组员虽然在人群中表现得非常好动、活泼开朗，人缘颇好，在班级里声望也颇高，也早早就找到了工作，更经常被叫去当"和事佬"，他自己也认为自己做得很好，但是他自己说，自己每天都带着面具做人，可是又不知道自己真正是怎么样、应该怎么样的，虽然大家对他的评价很高，自己也觉得自己很好，可是总觉得生活不太确定，自己是"见人说人话，见鬼说鬼话"，也不知道什么时候遇到什么人、会说什么话，觉得生活控制力不高。在团体辅导的过程中，所有活动过程都是让组员自己更认识自己、更接纳自己，并发现自己从未发现的自己，所以才有了这么显著的提升。最重要的是，该组员对自己的工作方向不满意，但是大家都说好，其实在绘画中是可以发现组员自己真正想从事的职业类型，在分享中，团队的鼓励给了组员更多的鼓励和勇气，最终找到自己的方向和确定感。

三、团体辅导效果反馈表

表 6－8 效果反馈表

（一）我参加这个团体是基于	
1. 需要的	4.17
2. 自愿的	6.00
3. 愉快的	4.00
4. 迫切的	3.17
（二）我觉得团体的气氛是	
5. 温暖的	4.83
6. 友善的	6.00
7. 支持的	5.00
8. 信任的	4.67
9. 尊重的	4.83
10. 接纳的	5.67
（三）我对这次团体内容的感觉是	
11. 有益的	4.67
12. 有趣的	4.50
13. 适当的	4.00
14. 有价值的	5.00
（四）我的收获是	
15. 更了解自己	5.83
16. 更接纳自己	4.50
17. 自尊心更强	5.50
18. 更爱我自己	5.00
19. 更认清规划	3.67
（五）各种具体活动我的满意度是	
20. 意象自我介绍	4.17
21. 第一次风景画	4.00
22. 六格图绘画	5.17
23. 家庭图	5.00
24. 情绪画	4.83
25. 团体风景画	5.33
26. 风景画接力	5.00
27. 沙盘	5.00
28. 最后一次风景画	5.17

从上表结果来看，基本每一项都在 4 分以上，除了"更认清规划"，可以认为我们本次团体辅导符合预期目标，达到了该有的效果。

这里，我们着重来讨论一下，对具体活动组员们的满意度，虽然差别不太大、样本更是不够多，但是至少值得参考。从表来看，组员们最满意的得分最高的是团体风景画，满意程度最低的是第一次风景画和意象自我介绍，其余的我们可以认为在同一水平。

给我们的启示是：大学生对于艺术疗法的喜好度还是很高的，尤其是团体协作的绘画项目，风景构成法运用在大学生的团体辅导中，是非常可行的。

三、结果与讨论

团体辅导在大学生心理健康的作用毋庸置疑，本书发现，风景构成法的团体辅导对大学生在认识自我、接纳和人际安全感、确定控制感上的提升非常显著，风景绘画的形式也是大学生所能接受和喜欢的，其中，尤其是风景构成团体作画形式和接力作画形式：

（1）风景构成团体辅导形式适合大学生。

（2）风景构成团体辅导形式受大学生欢迎。

（3）风景构成团体辅导形式对大学生的自我认识有积极影响。

（4）风景构成团体辅导形式对大学生的人际交往、心理健康、幸福感有促进作用。

遗憾的是，因为在团队辅导知情同意书上只写了用于研究，而没有授予出版的权利，所以在取得组员的书面授予之前，不能给读者呈现团体辅导过程中的绘画作品，尤其是在绘画接力中，一个组员绘画了一口黑色的深井，里面一只绿色的青蛙；分享的时候，组员坦言：自己就是那只青蛙，自卑又自暴自弃不能接受外来的高高在上的恩惠，如果一定要加点什么，只会再画一只同在井底的青蛙。在接力后，再传到绘画者手中时，画面中多了深井中的楼梯、青草，深井外的小鸟、蝴蝶、小草、小花、太阳，各种色彩，还有鼓励的话语；该组员在团体辅导结束时哭得最动情，表示自己收获了太多。

第七章 风景构成法个案

本章对笔者所收集的具有治疗预示意义和具有代表性的高校学生风景构成作品进行简单介绍，但是并不按照标准的案例报告描写，重点只在风景构成的解读与其在咨询过程中的作用，而不在具体整个咨询的过程和方法。

第一节 自我体验的成长过程

对于咨询师来说，无论是什么咨询疗法，自我体验和自我解析的过程是非常重要的，或者说是最重要的。只有体验过自我成长，才有资格将这种方法运用在来访者身上。以下，将列举笔者本人的少数几幅绘画作品以及与其他绘画疗法以及风景构成法的扩大绘画疗法的比较，以及简要解析。

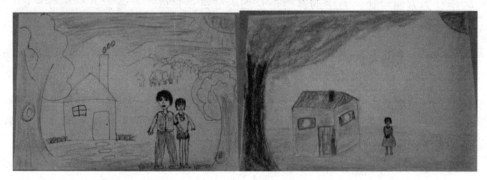

图 7-1 房树人画图

一、风景构成法与房树人的对比

左边一幅图比较吸引人的或者说值得一提的就是两个人的描绘，前面的男生画得高大威猛而女生不仅是在后面的，而且画得很渺小，仿佛是古时候那种把主角画得很大，然后把侍者画得很小的图，如步辇图；也就是说，这种无意识的描绘可能表明，在我与男朋友的关系中，我把对方看得太重要了，而把自己想象得这么渺小，这种关系可以说是以夫为纲，更可以说是没有自我或者说是自我的消退。右边一幅图就是仿佛在等待什么的女子图。以上两幅的共同点是，房子与树的关系密切，尤其是右边一幅图，深切表明了笔者对男朋友的依赖和重视，以及仿佛溢出纸面的孤独感。

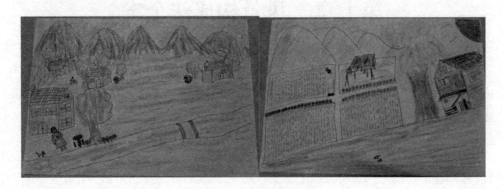

图 7-2　风景构成图

　　这两幅风景图分别绘于上面两房树人之间及第二幅房树人之后，即绘画顺序是房树人和风景构成图间隔绘画，时间跨度为两个星期，可以认为，心境处于同一时期（为方便对比，画中的其他信息均不分析，只以"爱情关系"为分析点）。

　　从左图来看，情境和右边的房树人绘画情境一致，即等待什么的女子，看上去有点孤单，但是多了更多的背后场景，即其余的家庭中，家庭成员都回家了，而我还在等待，显得尤其孤单。也可以从图中情境推测，女子在等待的是下班回家的老公。而右图，是笔者对父母家庭的描绘，左边的田地里在插秧的是父亲，快插完田了，而母亲在右边的家中烧饭。可见，这个时期的笔者是孤单的、没有安全感而期盼家的。

　　河流的分布与描绘，甚至左图缺失田的描绘，显示了笔者的自卑；左图透视图的特征及空白多，附加物少的描绘预示可能的 D 抑郁高。树与房子的关系仍然是依赖的表现；在笔者的爱情关系中，体验到的自卑感和压抑全都跃然纸上；而第二幅风景图中明艳的太阳透露了一个消息：也许对笔者来说，笔者追求的只是像图中一样安定的平和生活；而当时的笔者却过分看重对方和爱情，使得对方压力沉重，如右图中的藤架；房子也是大开着门的，可能我的透明和没有秘密也让对方备有压力。

　　比较上面四图发现，房树人绘图能表现出主要问题，而风景构成图因为更多的项目描绘，更能表现问题的比如起因和现状等资料。当然，以上所有四图还有其他非常多的信息可以寻找，但是，这里并不再描述，旨在比较。

二、风景构成图的扩大版

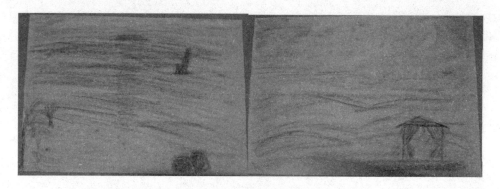

图7-3　风景构成扩大版

　　星星与波浪、海的描绘是风景构成法在日本盛行后，咨询师们根据需要自发展的延伸绘画法，不仅可用于风景构成图的补充，可以让绘画者进一步宣泄。并可能给咨询师提供更多的来访者信息和困扰，因为在简单的星月描绘中，出现的东西，往往是来访者困扰最大的事情。

　　左图中，吸引眼球的是右下角的石头，以及海中远处的帆船和一直从地平线照耀到沙滩的阳光：画的左边是作者的意愿，沙滩上的椰树下，沙滩椅，果汁，阳光，悠闲的放松日子，和爱的人一起享受；而画的右边是作者没意识到或意识到却没勇气面对的困难、困惑，其实本来作者想画的是小贝壳或者是小石子，可是越画越大，而且越来越不像在沙滩上应该有的两个大石头，还有丛生的小草，在看到这幅画后，作者才发现自己有两大困惑，细细分析来看，他们分别为父母的反对以及性（而关于这一点，在帆的形状上有更好的体现）。这对应了风景图中的没有明显的路，桥没有路连接的特点，在这里，沙滩被两个大石头堵了，并直接告诉我，我需要面对的到底是什么。

　　右图中，描绘了海上的平台，孤单的冷色调，海天一片。绘画时的想法是一个海上的纳凉亭，可以脱鞋进去玩，看书喝茶聊天。看似是很悠闲的生活追求，但是图上我们看到的只有孤独，还有要到这座纳凉亭的不易。亭子是孤立的，甚至没有连接的道路或者桥，虽然想着是在亭子里的惬意，但画出来的则主要提醒了亭子周围的环境，可以看出作者潜意识的孤独、无助、渴望帮助却没有提供帮助的门路。此画不仅让作者宣泄了情绪，也反映了作者在情绪产生后的不当处理方式，更指出作者在这段关系中的孤立无援感。

三、风景构成图的自疗作用

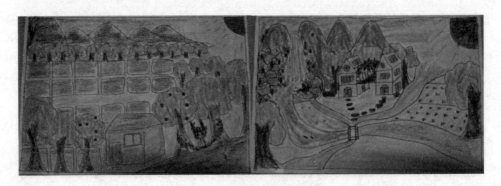

图 7-4　后期的风景构成图

这是笔者较后期的作品，与第一小节的风景图对比，不仅颜色更鲜艳，画面中空白也明显减小，阳光的照耀更好，虽然有些问题还是存在，但是心态的成长和改变不可忽视。

这两幅画中，和前面的绘画对比明显的，除了颜色外，还值得一提的是人物的行为，虽然都仍然只是孤单的一个人，但是人物开始有自主行为，且与自我形象相符；秋千、藤架，都表明了依赖性，人物不再只是站着，而是或在秋千上荡着或在瀑布下的水潭边戏水，可以认为，在笔者的爱情关系中，自我慢慢突显，开始有自己的小活动、小心思，笔者的世界不再只是围绕对方；树木的数量和面积也变得更多，表示心理能量的增加和对自我的更多肯定；且笔者开始正视自己的某些不满情绪，并通过瀑布的形式宣泄，更以分叉路的方式表达了笔者对矛盾产生的纠结，并以大石头、小花和树木的方式压抑、缓解这些困扰情绪。

经过之前的绘画，笔者开始关注在这段感情中自我的缺失和父母的意见，正视永远比排斥来得明智，逃避不一定就是轻松，而面对不一定就是痛苦；相反，在任何一种情感关系中，面对和沟通永远都是最好的选择，排斥和逃避的结果是在你和他人的心中种下阴影，而面对和沟通即使不能让你解开心结也可以让你放下心结；但前提是你需要知道自己的阴影和心结，即你的困惑在哪里，然后分析它，最后才是面对和处理，从这个意义上来说，风景构成图是很好的方式，不仅可以让绘画者意识到问题，也让绘画者宣泄情绪，在认知图示和心理空间通过图画的形式改变的时候，绘画者的潜意识、意识的改变也已经悄然发生。

本书成稿于 2013 年 3 月，到如今能有幸成书已四年。事实上因为一直有在学习和实践中涉及到风景构成，所以风景构成的自我体验也一直在延续。为使自我体验部分显得更加完整，笔者决定添加两幅成稿后成书前的风景构成绘画。下面这两幅画分别绘于2013年9月以及2014年1月：

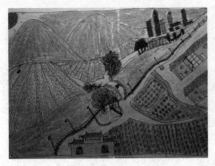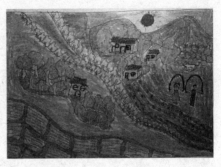

图 7—5 近期风景构成图

2013年9月，是分手3个月之后，笔者晚上的噩梦（在一起的时候，经常做噩梦）逐渐减少，睡眠也好了很多。这两幅图有共同的和前几幅风景构成作品不同之处：河流分布从连接下边框与左右边框到大范围的上下贯穿河流，近景的田的描绘特点突出，颜色更加明朗和确定，出现村落的描绘，人物活动性增强（左图中人物在桥上骑自行车，右图中两人在草地上跳绳）等。另外，左图中田与河流的远近法效果明显，右图中的动物狗描绘在树与人物旁边，以上所有特点都表明笔者的活动性和社会适应性、情绪稳定性良好，自卑感减弱，思维趋向外向与乐天型。

从之前的风景构成绘画中发现问题后，笔者选择了面对，然后在一次又一次的没有干预的自我风景构成绘画疗愈中一点一点更加明确自己的心意。通过将潜意识形成于图，笔者的潜意识与意识已经悄然得到了深层的沟通，潜意识与意识也都悄然发生着改变，笔者决定搬开那两块大石头。可见，一开始疗愈和治疗的契机与对策就已经蕴含在风景构成作品中。之后，和所有的来访者一样，从痛苦中解脱的轻松感觉也伴随着分手的痛苦而来，这是一个适应的过程。在这个过程里笔者一直有风景构成的陪伴。从这些作品中笔者看到自己一点点的疗愈、改变和成长，风景构成法的自疗作用也不言而喻！

第二节　风景构成法在大学生个体咨询的应用

一、坐着潜艇去拯救"小花"

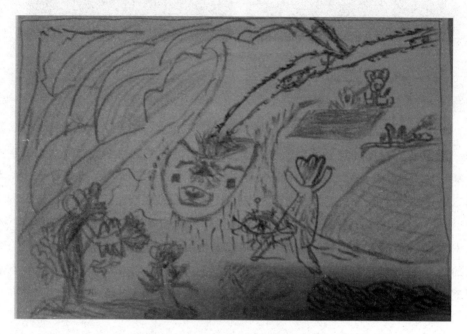

图7-6　坐着潜艇去拯救"小花"

季节：冬至　时间：00：00　河流：下—上

（1）来访者信息

来访者是汕大工学院学生，自己预约来到咨询室，这幅风景构成图是在第二次来访时绘画的。在第一次的来访中，收集的信息是：来访者不喜欢现在的专业，也觉得读书没什么用，不如在社会上锻炼来得实际，想转专业、辍学或者是休学，但转专业基本不可能，因为有两门成绩不及格，剩下就是辍学或休学，但是这两样都是没办法告诉父母的，父母对自己要求比较高，也比较严格，肯定不会同意的；很纠结、矛盾，甚至失眠等，日常生活受到影响。

（2）来访者的风景故事

绘画之后，笔者一一询问了每个项目代表的意义，来访者的回答集合如下：

那两个红色的是树，树像妖怪，谁说树一定要是绿色的呢；中间那个是房子，上面的绿色是火；右上角那个是在飞毯上的人，旁边黑色的路，路旁有树，路上的是人（两个眼睛，眼睛上面横着木板那个）；绿的是山，黄的是田；河流就是房子旁边那个；那个蓝色的是动物，本来要画人的正面的，但是画出来像背面，人就是动物；旁边是潜艇；河底那个是小花；压着她的是"三生石""望夫石"，不对，那就是"混蛋"，不配称三生石。因为我喜欢转折，所以，我选了冬至和午夜零点，都是转折的时间。

然后，让来访者对自己的画编个故事，在其中笔者有询问，来访者的故事大意如下：树是个妖怪，很有权势的样子，整天对旁边的小树指手画脚，让他做这做那，然后小树就叉着腰，说："凭什么我要听你的"，然后他就坐着飞毯逃走了，而后又坐着潜艇去拯救河底的小花，因为小花好像被链条锁在混蛋石头上。我用眼睛表示人，是因为我觉得人是用眼睛看周围一切的，旁边的小路是很少人去的绝妙圣境。

（3）风景的解读与其引导下的咨询

来访者的绘画中一个有意思的现象是，所有的树和动物画得像人，而人画得像树和动物甚至有只有眼睛的人，表明来访者在对人的认识和世界观的认识上是有偏差的，过度放大了"眼界"的作用，使得来访者觉得读书无用，想着辍学；河流在房子前面分叉而流向房两侧，环境场效应认为这样的格局暗示着威胁和不安定，房子上的火就很好地解释了这一点，虽然表面是笑脸的房子，但是头上却冒着火，表示家中的战火暗燃，来访者平常不太愿意回家，颜色上与实际的相反看出来访者的叛逆；两棵父子树基本就是来访者家庭的真实写照，他的父亲就是这么个权威型的教养家长，但是来访者并没有小树的勇气，他没有逃开，也无法逃开，只能是减少回家次数而已，这个专业也是父亲要求的专业，但是他自己不喜欢，之前也不敢反抗，只是心中存着反抗的意愿；然后是逃走之后的小树变成坐着飞毯的人，然后是坐着潜艇的人熊去拯救河底被压迫被束缚的金灿灿的小花。我们可以认为，来访者期待有外在事物或人像飞毯还是潜艇给予他逃走的勇气和力量，让他变得强大，甚至是像个人熊一样，拯救自己被压迫的"心灵"和"潜能"或者说"兴趣"，当然，我们不可忽视的是他说的"三生石""望夫石"和之后的"混蛋石头"，来访者的困扰中，某段恋情也给了他不好的回忆，让来访者有要急切逃开的念头。

知道了风景的意义，来访者也在绘画中宣泄了自己的情绪，并透露给咨询师解决方案：第二次咨询时间在绘画过后，做了简单的自我讲解和笔者解释，由来访者回去自己思考；第三次咨询主要对讲解的风景意义进行咨询，打消来访者辍学的念头，和决定第一次反抗一下，为了拯救小花而"转变"，要转专业，并确定咨询任务为转专业并帮助来访者成功转专业。之后的四次咨询全部围绕这个目标，分析来访者的现状与可能，以及转专业的策略、情形等，以及来访者在其中遭到的困难和抑郁。在来访者第八次来咨询室的时候，告诉咨询师，转专业成功了，这基本上是不可能的，因为他两门课挂了，然后对咨询师表达了感谢。之后还进行了两次，主要是探讨转专业的各种问题，如适应和与家长对话等，直到学期结束、咨询结束，来访者的问题也都告一段落，鼓励与祝福后，结束了咨询关系。

（4）咨询师的运用心得

风景构成法作为一种艺术绘画治疗，在打破僵局和建立咨访关系上的好处自是不必说，更是一个很好的宣泄工具，通过绘画，不仅可以宣泄来访者无法说的烦闷，也可以让来访者宣泄潜意识中的烦恼和困惑，之后便是解决问题的方法可能也蕴含在绘画中。

在这个个案中，其实没有想过是从中得到任何启示的，这是笔者在自我体验后，第一次给面接的来访者运用风景构成法，只是想在咨询中建立更密切的咨访关系、拉拢咨访双方的距离，但是结果却出人意料的好。借助于来访者"风景构成"的绘画作品，不仅更进一步了解了来访者的家庭情况及其想法，更是很直观地看到了来访者思想中的某些极端和片面，也从绘画中得到了问题解决的启示。当然，这启示在当时并没有发现，再回过头来看这个个案的时候才发现，哦，原来，他已经告诉我我应该怎么帮助他了，他希望我就是那个飞毯、就是那个潜艇，给他力量，让他逃走，让他变成人熊。虽然这么说有点"事后诸葛"的意味，但是第一幅风景构成图中蕴含的治疗方案、解决之道就像来访者的初始沙盘蕴含着解决之道一样。

当然，除了这幅绘画，笔者还收集了较多的咨询过程中的风景构成图，均有很好的宣泄和解决方法暗示之意，且一般来访者在看到自己的绘画并在咨询师的解释之后，就知道自己该怎么做了，如以上的个案一样。比如一个与男朋友纠缠的女生，在来咨询室以后一直在哭泣，哭诉男朋友如何不懂事、不疼她，而她自己多么地无私付出，每次总是生气了，然后男朋友不来找她还是自己去道歉，反而是自己去哄他，可是心中委屈无比，过不久委屈爆发又生气，但是最后又是自己去哄人……如此反复。来访者一直哭泣、宣泄，笔者决定给她倒杯水，让她画一幅风景，绘画中，来访者止了哭泣，直到绘画结束。询问和故事中，她画了左右的水平河流，河流右边岸上一个水车，笔者兴奋地知道咨询的转机来了，询问来访者，这个是什么，来访者说："这个是水车，然后水就一直在反复流转。"笔者说："你们的关系也是，一直在恶性循环。"来访者神奇地看了我一眼，愣了一下，然后哭了。咨询第三次的时候，来访者已经和男朋友分手了，在分分合合之后（因为来访者不愿意公开，故无法让读者看到这幅绘画）。

　　这样的情况还有，当然也并不是每一次都能从中得到提示和发现契机，这决定于咨询师对来访者问题的了解程度、绘画者的绘画水平、绘画者自己的领悟，以及咨询师自己的修养和专业水平、适当的引导和抓住时机。目前笔者也没有接受专业的"风景构成法"训练，仅仅将之用于拉近咨访关系和了解来访者情况上。

二、沉重

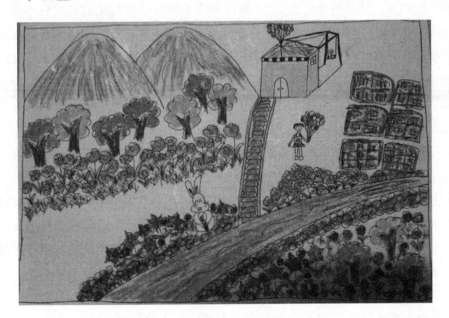

图 7-7　沉重
季节：春末夏初　时间：早晨　河流流向：左下——右上

（1）初步的风景解读

　　这幅绘画中，任何一个细节的描绘都很细致，尤其是在小花和小石头上，表现非常明显，花的描绘不仅细致而且比较丰富多样，色彩搭配也非常有美感，田的描绘也非常细致，可以看出，绘画者的规划性和完美主义倾向以及可能的神经质倾向；小兔子的精细描绘，暗示可能的高抑郁质、高循环性；所有以上各项表明画者情绪稳定性低，也可以推测绘画者对自己生活品质的要求是比较高的。

　　房子在山边，看上去不仅孤立无援，而且很高远很难靠近的样子，要想走进屋子需要跨越没有桥的河流，走上高高的楼梯，而楼梯并不对着门，从这点上看出绘画者对朋友交往有自己的要求，建立亲密的朋友关系需要符合一定的条件。

河流的分布（连接下边框与左右边框）也预示了可能的高抑郁质。河流旁边的堆积的石头和楼梯旁象征警戒的黄色护栏都给人一种"要防止某些不好的无法控制的事情发生的"感觉；左上角的两座山，绘画者表示是两座火山，不知道什么时候会爆发；结合以上两项，可以知道绘画者心中正用力压抑某些情绪情感，而这些情绪情感像是不定时炸弹，不知道什么时候就会爆发。

再来说人，小女孩的描绘明显比绘画者的年龄小，所以绘画者有退行倾向，即遇到问题时，可能采取回避的态度，小女孩面对的河流的方向是唯一没有用石头堆叠的河岸，这是一个"出口"，而且布满了漂亮的粉色花朵，大有"面朝大海，春暖花开"之感。而后面的人坐在秋千上，这个秋千整体由房子延伸出的支架支撑，只要房子倒塌，秋千便不再牢固，秋千上的人就会摔倒，也就是可以这么解释：这个人把自己的全部都押在房子上，有房子有人，没房子没人。所以画者在整个画作中只强调了秋千架，用浓墨重彩的黑色，可见画者深重的不安全感和对安全感的渴望。

然后是色彩，作品中的色彩明亮，唯一没有涂色的或者说黑色的就是人，前面的小女孩和后面的秋千以及秋千上的人，可能表明抑郁。而小女孩的衣服上是一个太阳图案，手里拿着一大串五彩的氢气球，且颜色以暖色调为主；后面的人所承载着的房子上也有如此的一串气球，这同一个特点让笔者把房子和小女孩统一成一体，认为人和房子都是绘画者自身的代表，她想要减轻某些东西，这种减轻用氢气球表示，并向往开心的明朗生活，用太阳表示。

（2）相关困扰了解

绘画者的男朋友不被其父母认同，但是，两人都互相深爱，尤其是其男朋友，几乎绘画者是他感情里的唯一，他们也说过分手，但是总还是他放不下绘画者，如此反复地分分合合。绘画者几乎每天都会失眠，每天都要流泪。

（3）进一步的风景解读

当我们了解了绘画者的困扰，再结合初步的解读，我们基本可以对绘画者的心理有全面了解：父母的强烈反对引发的口角，弄哭了所有人，无论是绘画者还是绘画者的父母和绘画者男朋友；但坐在秋千上的人是绘画者男朋友，他的全部都压在房子上，而房子和女孩是一体的；绘画者知道，自己几乎是他的唯一，一旦分手，他不仅一定会承受不了，也可能会自我伤害；这是绘画者非常担心的，而之前的说过分手后，他会抑郁、精神不振，绘画者也担心他的状态，所以也会给他安慰，毕竟还相爱；所以绘画者在房子的秋千支架上一而再再而三的描绘浓重，仿佛要使得支架更牢固。但这种情况纠缠着两个人，两个人都很抑郁，痛苦的感觉、伤心的眼泪都需要用力压制，像河边堆叠的石头一样，但是痛苦和伤心还是像火山一样，总会爆发；很多时间，绘画者宁愿逃避现状，在男朋友面前只能不去想家中父母的反对，在家中只能不去说男朋友的事情。

绘画里也蕴含着解决之道：无论是绘画者还是她的男朋友，抑郁的痛苦感觉的长期煎熬，让绘画者很想要减轻无论是自己还是他的痛苦，生活要七彩的开心才好，需要七彩的氢气球。而画中小女孩面向着河流，一幅"面朝大海，春暖花开"，也就是说，其实绘画者自己知道，最好的解决办法就是：真的分开，双方的痛苦是难免的，但长痛不如短痛。

（4）事情发展

在绘画的半年后，绘画者和其男友正式分手了，该爆发的爆发了、该奔腾的也奔腾了，岁月回复静好状态，不再沉重。

（5）运用心得

本个案与上一个个案不同，并不是在标准的咨询过程中获得，但是绘画的自身治疗的效用不可忽视，即便咨询师并不解释，绘画风景构成法本身，就是一个很好的治疗方式。有时候，咨询师有心的话，在身边的亲朋有困扰的时候，如果让其绘画一幅风景，你会发现也许你就已经帮到他了。

且当你收集更多的个案、更多的作品的时候，对作品也会有更进一步的了解。比如说，考个房树人的咨询使用资格的时候，你需要收集 1000 幅作品，目的就在让你了解更多的情况，有更好的领悟力，并掌握可能出现的大部分情况，学习、解释和懂得其中可能蕴含的东西。

第三节　总结

从以上三个个案的简单介绍即可发现风景构成作品在咨询中的效用，以下简要列举笔者在体验和运用风景构成法中获得的对风景构成法运用的几点收获：

（1）风景构成法可用于建立咨访关系

和任何一种艺术疗法一样，风景构成法在这点上的作用自不必说，咨询师可以一开始就运用或者在咨访关系遇到瓶颈的时候运用，可缓和、增进双方关系，尤其是在正确说出来访者绘画中体现的潜意识时，来访者对咨询师的佩服，可以使信任的咨访关系借机建立，而信任的咨访关系对于咨询的成功非常重要。

（2）风景构成法可用于不愿意主动述说的来访者

在咨询室中有各种来访者，有自愿前来的也有非自愿的，尤其是大学生被试，较多都是由辅导员或者是测验筛选后进到咨询室，一般不太愿意主动述说自己的困扰，这时候若能掌握风景构成法，不仅来访者愿意尝试，也能借机打开话匣，让来访者主动开口，从而发现来访者的问题症结和治疗突破口。

（3）风景构成法有宣泄、缓和情绪的作用

绘画一幅风景的过程就是来访者宣泄自己情绪、向咨询师展示问题的过程，往往本来在述说时很平静的来访者，可能在看到自己的绘画时会有情绪波动甚至是哭泣，从而达到宣泄的作用；而当来访者情绪过于激动、无法停止哭泣、不停述说时，让来访者喝杯水、画一幅风景，则可以让来访者激动的情绪得到缓和。

（4）风景构成法中可以看出来访者的性格、人格特点

在风景图中，若能一个一个项目仔细分析，或仅是看整体构成、空间阶段，都能对照前面的人格测验研究结果来推测出绘画者的性格、人格特点，或人格类型，这些特点往往是来访者自身都没有意识到的，很多作品往往直接表达出了来访者的困扰和恶性情绪，对于咨询师来说，是很好地了解来访者症结的途径。

（5）风景构成法可能暗示了解决问题的方法

这一点从以上个案中都能看得非常清晰，尤其是来访者的初始绘画，往往经由来访者的手描绘出来访者内心的期待，这时候咨询师若有感悟、有心的话一定能看到这一点，那么来访者的问题就迎刃而解了，而且这种来访者表达出来的期待是最符合来访者心意，也是最好的解决方向。

（6）风景构成法的自疗作用

风景构成法的自疗作用早已被日本的研究者证实，笔者自身也体验了一把；即使在治疗进程中咨询师没有为来访者提供任何的解释，而仅仅是让来访者绘画，通过绘画图景的认知和改变，就能使得来访者与之对应的心理空间得到改变，从而不知不觉间就产生自疗作用。

（7）风景构成法可用以初步鉴别精神病性

精神病人的绘画有自己独特的特点，对照临床与非临床组的绘画特点，可以通过来访者的绘画初步判断是否有精神病性症状，以做进一步的测试和筛选鉴别，比如说有罗列项目的情况发生时，就需要引起注意，这对咨询师辨别自己的咨询职责和及时对来访者进行有效的治疗非常重要。

第八章 总结与建议

本书定位在风景构成法在国内的抛砖引玉型研究，主要探讨风景构成法在国内运用的可行性和应该与日本文化区别开的解释线索，与在运用中的心得体会；主要采用文献研究法、测验法、团体辅导和个案法，主要研究结论如下。

第一节 风景构成法的理论研究结果总结

结论 1：风景构成法是一种施测简单、兼具投射性和构成性的投射技术和绘画艺术疗法，值得研究和推广。

研究者们认为人的内心世界分为"投射空间"和"构成空间"，风景构成法作为一种投射技术不仅具有投射技术的所有特点，更兼具投射性和构成性，且施测简单、投射内容丰富，可同时解析个体的"投射空间"和"构成空间"；

风景构成法也是一种绘画艺术疗法，同样具有绘画艺术疗法的所有特点，各个项目的描绘过程就是个体内心情感冲突与矛盾的最好表达，描绘风景本身就是很好的治疗过程；且有任何一种现有的绘画艺术疗法无法比拟的高构成性。

结论 2：初步总结了风景构成法的解释系统。

在了解风景构成法的理论基础和现有研究情况的基础上，初步总结了风景构成法的解释系统供参考和借鉴。

从投射内容上：总结了"河、山、田、路、房、树、人、花、动物、石头"的十个项目的可能表现的绘画者潜意识，以及常见的添加物的解释参考；

在空间构成上：总结了国内外对空间的解析系统，如冈田康伸的空间象征图示，茹思·安曼的沙盘空间现象的象征性指导图，以及可能更适合青少年的空间解析；

在本土文化上：总结了我国文化中的风景园林观等在风景构成上的解释的可能。

第二节 风景构成法的实证研究结果总结

结论 3：临床组与非临床组在风景构成指标上差异显著，且与日本文化不同。在对两组的人格类型与人格特质做了检测后，发现两组间的差异并不大，可以认为两组间在风景构成绘画上的差异完全来自于临床与非临床的组间本质差异，与人格特质、人格类型无关。

两组间的差异在每一个项目上都有显著指标检出，通过绘画特点，可以初步筛选个体的精神病性，如临床组个体的构成得点、空间得点都较低，视点场则相对较多，有简单罗列的现象出现。

两组间的差异性指标，与日本文化有不同，比如日本文化中差异性指标在河流分布上的"右上—左下河流"，而本书检出的中国文化中临床性差异指标在河流分布上为"左上—右下河流"，也验证了在两国文化中对空间意义的不同诠释。这些不同详见正文。

结论4：风景构成项目特点、构成特点可以预测绘画者的人格特质，与日本文化有不同。

在这部分，只针对大学生被试数据进行风景构成项目指标与Y−G测验人格特质间的相关、卡方检验和多元回归分析。

结果发现各个人格特质的高低分个体都有自己的绘画特点，从风景构成项目的绘画特点可以预测绘画者的人格特质和人格类型：抑郁质高的个体在树的绘画中有地平线的描绘，且有连接下边框和左右边框河流现象，而抑郁质低的个体一般绘画在家附近的人，多绘画村落等特性。

而与日本文化中明显不同的有"山道"，日本文化中认为"山道与攻击性有关"，但是，本书中并无发现，这可以用两国的水文地理环境不同来解释。

此外，不同的构成特性也可以预测个体的人格特质和人格类型，如Ag攻击性高个体河流面积普遍较大且画面显得生气勃勃，Ag攻击性低个体则自我形象安静。与日本文化的不同在于Ag攻击性低个体画面不一定是安静的，也有可能是热闹喧嚣的，但是，自我形象一定是安静、孤独的，有中国文化中"热闹是他们的，我有我的孤独"的凄凉之感。

结论5：风景构成法的团体辅导受大学生欢迎，且在提升自我认识上效果显著。

本书进行的团体辅导以"我有我风景，我爱我自己"为主题，旨在提高大学生的自我认识，结果发现，团体辅导成员自尊水平、人际安全感、确定和控制感都得到一定程度的显著提升，尤其体现在个别被试上，对大学生的心理健康、幸福感有显著提升。

并且研究发现，绘画风景的形式受大学生欢迎，尤其是团体的风景绘画与接力性的风景绘画过程。

结论 6：在个体咨询中，风景构成法有宣泄、缓解和预示解决方案的功能。

从两个简单的个案介绍来看，在个体咨询中，风景构成法的适时应用对缓解个体的心理情况、宣泄个体的情绪压抑有很大的帮助。且一般在来访者的初始绘画中暗藏解决之道，有时候绘画完之后，经过咨询师的适时引导，来访者可以自己发现自己想要的答案。风景构成法应被运用在个体咨询中。

第三节　创新与不足、建议与展望

作为第一个将"风景构成法"介绍到我国大陆的研究，研究"风景构成法"本身就是一大创新，该方面的研究在国内是空白的。

在此基础上，本书的创新之处主要在：

将"风景构成法"放在投射技术和绘画艺术疗法范畴中研究其发展历程和理论基础；

第一次比较系统地对"风景构成法"的解释系统进行了初步整理，并且赋予其中国文化背景特色；

第一次运用 Y—G 人格测验与风景构成的所有 169 个检核指标进行对照探索可能的解释线索；

第一次收集了国内在风景构成法上的数据并与在日本文化中的研究结果进行比较；

第一次在国内高校尝试了风景构成法的团体辅导和个体咨询形式，并有笔者在风景构成法上的个人成长体验记录。

但作为国内风景构成法研究上的开端，这不仅是创新所在，更预示了存在的不足：

（1）本次研究的被试不是在全国范围内收集，只由取样方便原则上选择了汕头大学与揭阳职业学院两所高校的大学生被试，所以在将结果运用到全国范围内的大学生个体时，代表性不足。在团体辅导中也存在同样的问题，只有 6 个个体被试，代表性不足。

（2）研究多全局性，虽然在风景构成图上进行了 169 个检核指标的记录，但是依然有较多细节遗漏，比如房子与树木的具体关系、人物形象的具体描绘等被遗漏。且仅就在本文的统计数据中，也因为太庞大而无法一一指出更多可能的细节。

（3）数据统计结果运用到后面的团体辅导和个案咨询中的不够。鉴于这些不足，希望以后研究者们在自己的研究中引起注意，并有更多更好更精细的研究结果发现，以下是给其他研究者的建议和研究展望：

（1）研究的检核指标全部用小项目二分数据记录：本书在检核指标的记录上采取大类型中题目小指标的形式，加大了统计的难度，更使得在统计每一个小项目时都要重新编辑数据库，费时费力。

（2）从各个项目的特性指标开始研究：也就是说将研究细化到每一个项目的特性与构成特点，这样的研究结果更精细也更可靠，多个研究者的研究结果可以总和起来成为风景构成法项目指标特性的参考解析系统。

（3）可以进行对比研究：即风景构成法与综合房树人、动态家庭图等之间的对比研究，查看是否其解释系统可借用，以及风景构成法的优势等。

（4）对风景构成法的本土化解释的实践研究，如运用中国特色园林景观、山水画理论解释个体的风景作品及其指导意义。

相信，经过这样的研究之后，风景构成法将可以在国内推广成为一门常用的绘画技术、投射技术，且有我们的本土化特点。

参考文献

中文文献：

[1] Irvin Yalom.《团体心理治疗理论与实践》[M]. 北京：中国轻工业出版社.
2005 年 1 月版.

[2] Robert. C. Burns 著，梁汉华等译.《心理投射技巧分析》[M]. 台北：扬
智文化事业股份有限公司. 2000. 1.

[3] 安莉娟，丛中.《安全感研究述评》[J]. 中国行为医学科学. 2003. 12
(6)：698～699.

[4] 陈宝佳，许爱华，刘志宏.《团体箱庭疗法在解决大学生寝室问题中的应用》
[J]. 中国健康心理学杂志. 2007. 15 (10)：885～888.

[5] 陈侃.《绘画心理测验与心理分析》[M]. 广东高等教育出版社. 2009. 7.

[6] 丛中，安莉娟.《安全感量表的初步编制及信度、效度检验》[J]. 中国心理
卫生杂志. 2004. 18 (2)：97～99.

[7] 曹芸.《论中国古典园林艺术中的"周易"美学思想》[D]. 武汉大学硕士
学位论文. 2005.

[8] 辞海. 北京：中国书籍出版社. 2008. 3.

[9] 崔恒富，李俊伟.《港口门机事故驾驶员与非事故驾驶员身心素质比较》
[J]. 心理科学. 1996. 2.

[10] 崔明，敖翔.《书法与绘画练习对老年大学学生心理健康的作用》[J]. 四
川精神卫生. 2003. (02)：85～86.

[11] 戴晓阳.《常用心理评估量表手册》[M]. 北京：人民军医出版社. 2010.

[12] (德) 汉斯·比德曼著，刘玉红等译.《世界文化象征辞典》[M]. 桂林：
漓江出版社. 1999. 12.

[13] 丁文剑.《现代建筑与古代风水》[M]. 东华大学出版社. 2008. 1.

[14] 董宣如.《星象学对中国学生的影响的人格心理学研究》[J]. 华东师范大
学硕士论文. 2004.

[15] 樊富珉.《团体心理咨询》[M]. 北京：高等教育出版社. 2005. 5.

[16] 龚惠香.《团体心理咨询的实践与研究》[M]. 杭州：浙江大学出版社.

2010. 6.

[17] 巩丽群.《绘画艺术疗法在大学生心理辅导与咨询中的应用探索》[D]. 华东师范大学硕士学位论文. 2008. 6~7.

[18] (法) 让·谢瓦利埃, 兰·海尔布兰特著.《世界文化象征辞典》[M]. 长沙: 湖南文艺出版社. 1992. 7.

[19] 高岚, 申荷永.《沙盘游戏疗法》[M]. 北京: 中国人民大学出版社. 2012. 1.

[20] 贡小妹.《中国园林水景的文化阐释》[J]. 江淮论坛. 2012. 1: 165~168.

[21] 龚钵.《艺术心理治疗》[J]. 临床精神医学杂志. 1994. (4): 231~233.

[22] 郭庆科, 孟庆茂.《罗夏墨迹测验在西方的发展历史与研究现状》[J]. 心理科学进展. 2003. (3).

[23] 郭瑛.《三种人格评估方法述评》[J]. 心理学报. 2003. (9).

[24] 亨利·默里等著, 陈明杰等译.《主题统觉测验操作手册》[E].

[25] 何蔚.《高中生独生与非独生子女人格特质的比较研究》[J]. 心理发展与教育. 1997. 1: 21~25.

[26] 黄丽婷, 刘晓虹, 张伟等.《优秀护士 "Y-G 人格测验" 特异性指标的研究》[J]. 心理科学. 2004. 27 (2): 318~320.

[27] 黄丽婷, 刘晓虹, 阎成美.《护士长 Y-G 人格测验特异性指标的研究》[J]. 护理管理杂志. 2003. 3 (6): 3~5.

[28] 黄丽婷, 陶小琴, 刘晓虹, 罗芳.《非现役文职护士 "Y-G 人格测验" 人格特征的研究》[J]. 福州总医院学报. 2009. 16 (2): 120~122.

[29] 胡瑜.《"围棋超常少年" 的思维风格及其与人格特质的关系》[J]. 中国特殊教育. 2009. 4: 42~46.

[30] 皆藤章著, 吉沅洪等译.《风景构成法——一种独具特色的绘画心理疗法》[M]. 北京: 中国轻工业出版社. 2010.

[31] 皆藤章.《风景构成法: 理论基础与实践》[M]. 诚信书房. 1994.

[32] 皆藤章著, 川嵜克哲编.《风景构成法案例集: 临床心理学体验》[M]. 诚信书房. 2002.

[33] 皆藤章.《风景构成法》[M]. 诚信书房. 2004.

[34] 居阅时, 高福进等著.《中国象征文化图志》[M]. 济南: 山东画报出版社. 2010. 7.

[35] 孔克勤. Y—G 人格测验及其应用析自《上海社会心理学学会编. 社会心理学文集》[M]. 上海：华东师范大学出版社. 1989.

[36] 乐国安，汪新建.《社会心理学理论与体系》[M]. 北京：北京师范大学出版社. 2011. 6.

[37] 李居明.《图解李居明风水学秘笈》[M]. 西安：陕西师范大学出版社. 2012. 1.

[38] 李居明.《风水之道》[M]. 西安：陕西师范大学出版社. 2012. 4.

[39] 李英，刘爱书，张守臣.《团体心理辅导对大学生人际交往焦虑的影响》[J]. 中国健康心理学杂志. 2005. 13 (4)：252～256.

[40] 刘晓红，周秀华.《护士职业的人格特质研究》[J]. 心理科学. 1995. 18 (1)：16～23.

[41] 刘锡诚，王文宝主编.《中国象征辞典》[M]. 天津：天津教育出版社. 1991. 12.

[42] 孟沛欣，郑日昌，蔡焯基.《精神分裂症患者团体绘画艺术干预》[J]. 心理学报，2005. 37 (03)：403～412.

[43] 孟沛欣.《精神分裂症患者绘画艺术评定与绘画艺术治疗干预》[D]. 北京师范大学博士论文. 2004 年.

[44] 孟沛欣.《精神分裂症患者团体绘画艺术干预》[D]. 心理学报. 2005. 37 (3)：403～412.

[45] （美）David E. Scharff 著，张荣华，武春艳等译.《重寻客体与重建自体——在精神分析中找到自己》[M] 北京：中国轻工业出版社. 2011. 9.

[46] （美）W. 艾伯哈德著，陈建宪译.《中国文化象征词典》[M]. 长沙：湖南文艺出版社. 1990. 6.

[47] 《牛津简明英语词典》. 北京：外语教学与研究出版社，牛津大学出版社. 2000. 2.

[48] 倪士光，伍新春，张峣.《森田疗法取向团体辅导改善大学生面试焦虑的对照研究》[J]. 中国心理卫生杂志. 2010. 24 (5)：375～379.

[49] 齐金玲，李辉.《残疾大学生自信心团体辅导效果研究》[J]. 中国健康心理学杂志. 2011. 19 (3)：317～318.

[50] （瑞士）Carl. Gustav. Jung 著，徐德林译.《原型与集体无意识》[M]. 北京：国际文化出版社. 2011. 5.

[51] 茹思·安曼.《沙盘游戏中的治愈与转化：创造过程中的呈现》[M]. 广东

高等教育出版社. 2006. 3.

[52] 山中康裕，饭森真喜雄，德田良仁等.《艺术疗法》[M]. 南京：江苏教育出版社. 2010. 3.

[53] 山中康裕主编.《风景构成法》[J]. 岩崎学术出版社. 1984.

[54] 申荷永.《心灵花园——沙盘游戏治疗丛书》[M]. 广东高等教育出版社. 2006. 1.

[55] 孙时进，范新河，刘伟.《团体心理咨询对提高大学生自信心的效果研究》[J]. 心理科学. 2000. 23（1）：77～79，127.

[56] 苏雯.《团体咨询改进大中学生人际交往能力的实验研究》[D]. 云南师范大学硕士论文. 2001.

[57] 汤万杰.《绘画审美治疗对大学生抑郁症状影响的实验研究》[D]. 西南大学硕士论文. 2007.

[58] 曾仕强.《易经的奥秘》[N]. 中央电视台《百家讲坛》视频.

[59] 覃兆庚.《建筑风水美学：好风水就是美》[M]. 深圳：深圳报业集团出版社. 2010. 1.

[60] 田万生，方平.《大学生集体心理咨询的实验研究》[J]. 中国心理卫生杂志. 1999. 11（1）：56～57.

[61] 童辉杰.《投射技术——对适合中国人文化的心理测评技术的探索》[M]. 哈尔滨：黑龙江人民出版社. 2004. 1.

[62] 王碧英，高日光，凌文辁.《当代大学生人格特质研究》[J]. 理论与改革. 2004. 3.

[63] 王丹.《艺术治疗——促进孤残儿童心理健康的重要方法》[J]. 社会福利. 2007.（06）：50～51.

[64] 王健.《"隐逸"文化与中国园林》[J]. 安徽建筑. 2002. 6：20.

[65] 王来滨.《环境场效应论》[M]. 中国人事出版社. 2004. 5.

[66] 王萍，高华，许家玉等.《自尊量表信度效度研究》[J]. 山东精神医学. 1998. 11（4）：22，31～32.

[67] 吴传道.《日本园林对中国古典园林的借鉴与发展对中国景观现代化的启示》[J]. 51～52.

[68] 谢虹，孙玲，王焕霞等.《高中生自尊水平与心理健康的相关研究》[J]. 中国行为医学科学. 2001. 10（4）：36～37.

[69]《新华大字典》（最新修订版）. 北京：商务印书馆国际有限公司. 2012.

1. 232.

[70] 《新时代英英－英汉双解大辞典》. 上海：上海外语教育出版社. 2008. 1.

[71] 熊承清，何朝峰，侯艳丽.《大学生自尊与应对方式的关系》[J]. 中国健康心理学杂志. 2008. 16（1）：9～11.

[72] 严文华.《心理画外音》[M]. 上海：上海锦绣文章出版社. 2011. 6.

[73] 杨登料.《阳宅风水宝典》[M]. 上海：南海出版公司. 2011. 9.

[74] 杨宏飞，唐永卿，郭洪芹.《团体心理咨询对提高大学生人际交往能力的效果研究》[J]. 中国行为医学科学 2002. 11（6）：692.

[75] 杨眉.《大学生社交焦虑的集体心理治疗》[J]. 中国心理卫生杂志. 1997. 11（4）：247～248.

[76] 姚本先，汪海彬.《1987－2008 年我国安全感研究现状的文献计量学分析》[J]. 心理学探新. 2009. 29（4）：93～96.

[77] 杨维增，何洁冰.《周易基础》[M]. 广州：花城出版社. 1994. 7.

[78] 杨雪龙，童辉杰.《艺术疗法述评》[J]. 社会心理科学. 18. 128～132.

[79] 杨烨，王登峰.《Rosenberg 自尊量表因素结构的再验证》[J]. 中国心理卫生杂志. 2007. 21（9）：603～605.

[80] （英）米兰达·布鲁斯·米特福德，菲利普·威尔金森著，周继岚译.《符号与象征》[M]. 北京：三联书店. 2010. 3.

[81] （英）M. 奥康奈尔，L. 艾瑞著，余世燕译.《象征符号插图百科》[M]. 汕头大学出版社. 2009. 9.

[82] 伊娃·帕蒂丝·肇嘉，《沙盘游戏与心理疾病的治疗》[M]. 广东高等教育出版社. 2006. 9.

[83] 于青.《文学艺术疗法在精神分裂症患者康复中的应用》[J]. 中国康复理论与实践. 2002. 8（3）.

[84] 翟秀军.《艺术类与非艺术类大学生人格特质的比较研究》[J]. 周口师范学院学报. 2007. 5.

[85] 张承芬，刘永芳.《山东省公民心理素质现状调查与分析》[J]. 应用心理学. 1998. 4（1）：39～43.

[86] 张雯.《舞动心理团体辅导对大学生心理健康发展的实验研究》[D]. 北京师范大学硕士论文. 2007.

[87] 张亚，徐光兴.《团体催眠辅导在提高大学生自我接纳程度中的应用初探》[J]. 心理科学. 2006. 29（1）：236～238.

［88］中井久夫．《中井久夫著作集（全 6 卷．别卷 2）》［M］．岩崎学术出版社．1984．

［89］钟向阳．《大学生恋爱关系团体辅导方案的设计与效果研究》［J］．青年探索．2010．4：89～92．

［90］周红．《表情达意与心灵润泽——现代美术治疗理论综合研究》［J］．南京师范大学博士论文．2005．22．

［91］周诗岩．《视点场－当代视觉传媒下的空间多义性研究》［J］．辽宁大学学报（哲学社会科学版）．2008．36（3）：33～37．

［92］朱锦凤．《画人测验的实作与解读》［M］．台北：心理出版社．2010．9．

［93］朱倩云．《画人智力测验在不同地区的适用性及儿童画人特点的研究》［D］．浙江大学硕士学位论文．1999．1．

外文文献：

［1］Burns R C. & Kaufman, S. H. Action. Styles and symbols in Kinetic Family Drawings (K－F－D)：An interpretive manual［M］. New York：Brunner/Mazel. 1972.

［2］Cummings, Jack A. Projective drawing, The assessment of child and adolescent personality［M］. New York：The Guilford press. 1986：217～223.

［3］Exner, J. E. But it's only an inkblot［J］. Journal of Personality Assessment. 1980. 44：563～576.

［4］Franklin. M. Art therapy and self－esteem［J］. Art Therapy Franklin. 1992. 9（2）：78～84.

［5］Knoff H M, Kaufman S H. Kinetic drawing system for family and school：A handbook［M］. Los Angeles, CA：Western psychological services. 1985.

［6］Koppitz E M. Psychological evaluation of children's human figure drawings［M］. New York：Grune&Stration. 1968. 4.

［7］Landgarten H B. Magazine photo collage［M］. New York：Bruner Mazel. 1993.

［8］Larose M. E. The Use of art therapy with juvenile delinquents to enhance self－image［J］. Art Therapy. 1987. 4：99～104.

[9] Moreno. J. L. The theatre of spontaneity [M]. New York：Beacon House. 1947.

[10] S. J. Beck. Rorschach's Test [M]. 1. New York：Grune and Stratton. 1950：2.

[11] Reese，S. H. Art therapy as a catalyst for affective expression with emotionally/behaviorally disturbed children in educational settings [M]. MA，Ursuline College. 1996.

[12] Rosenberg M. Society and the adolescent self－image [M]. Princeton：Princeton University Press. 1965.

[13] Singh，A. Art therapy and children：A case study on domestic violence [M]. MA. Concordia University (Candada). 2001

[14] Wang MayJane. Report on the revision of the Thematic Apperception Test. [J] Acta Psychological Taiwanica. 1969. 11：24～41.

[15] Weiner . I. B. The future of psycholodiagonosis revisited [J]. Journal of Personality Assessment. 47. 451～459.

[16] Williams R，Taylor JY. Narrative Art and Incarcerated Abused Women [J]. Reston：Art Education. 2004. 57 (2)：46～52.

[17] 松井華子. 風景構成法の彩色過程研究の可能性について [J]. Kyoto University research studies in education. 2009 (55)：215～225.

[18] 運上司子，橘玲子，長谷川早苗. 風景構成法における彩色についての考察 [J]. 新潟青陵 大学大学院臨床心理学研究. 2010 (4)：19～23.

[19] 仲原千恵，長良医療，佐渡忠洋，鈴木壯. 風景構成法における用紙のサイズに関する研究 [J]. Annual report of the Faculty of Education，Gifu University. Humanities and social sciences 2010. 59 (1)：211～216.

[20] 佐々木玲仁，金文子，石丸綾子. 風景構成法の描画過程に生じるイメージの自律性 [c]. 日本心理学会第 75 回大会. 2011. 09. 02.

[21] 皆藤章著，吉沅洪译. 风景构成法 [M]. 中国轻工业出版社，2011 年 5 月版.

[22] 柳沢和彦，岡崎甚幸，守山敦子. 風景構成法から見た広重の風景画：風景構成法による 空間図式の研究 その 2 [J]. Annual Meeting Architectural Institute of Japan. 2001：981～982.

[23] 守山敦子，岡崎甚幸，柳沢和彦. 幼稚園児から大学生までの風景構成法

の発達的特徴：風景構成法による空間図式の研究その 1 [J]．Annual
Meeting Architectural Institute of Japan．2001：979～980．

[24] 柳沢和彦，岡崎甚幸．精神病者の風景構成法における川の類型：健常者
の風景構成法と の比較より [J]．Summaries of technical papers of Annual
Meeting Architectural Institute of Japan．2005．7：1173～1174．

[25] 柳沢和彦，岡崎甚幸．統合失調症者の風景構成法における川の類型（意
匠論（2）：イメージ（2），建築歴史・意匠》[J]．History and theory of
architecture．2008．7：575～576．

[26] 柳沢和彦，岡崎甚幸．風景構成法に基づく広重の風景版画の空間構成に
関する研究：「枠」と川との関係に着目して [J]．Journal of architecture，
planning and environmental engineering．Transactions of AIJ．2002．9
（559）：179～186．

[27] 柳沢和彦，岡崎甚幸，高橋ありす．垂直および斜めの川による構成：小
学生の風景構成 法について その 2 [J]．Summaries of technical papers of
Annual Meeting Architectural Institute of Japan．2000．7：1131～1132．

[28] 柳沢和彦，岡崎甚幸，高橋ありす．風景構成法の「枠」に対する「川」
の類型化および それに基づく空間構成に関する一考察：幼稚園児から大
学生までの作品を通して [J]．Journal of architecture，planning and envi-
ronmental engineering．Transactions of AIJ．2001（546）：297～304．

[29] （柳沢和彦．岡崎甚幸．高橋．）Yanagisawa Kazuhiko，Okazaki Shigeyu-
ki，Takahashi Arisu．Types of disposition of river in the landscape picture
sketched by the " landscape montage technique"，with relation to a frame
as a fence around a picture，and spatial composition．By the pictures
sketched by subjects from kindergarten children through university students
[J]．Journal of architecture，planning and environmental engineering，
Transactions of AIJ．2001（546）：297～304．

[30] 柳沢和彦．風景構成法における川の類型の男女差：幼稚園児から大学生
までの作品を 通して [J]．Summaries of technical papers of Annual Meet-
ing Architectural Institute of Japan．2004．7：993～994．

[31] 柳沢和彦，岡崎甚幸，高橋ありす，阿部麻衣子．描画考察に基づく表現
様式と空間関係 に関する考察：幼稚園児の風景構成法について その 1
[J]．学術講演梗概集．E－1．1999．7：787～788．

［32］阿部麻衣子，冈崎甚幸，柳沢和彦，高橋ありす．原初的から構成的萌芽への階段：幼稚園 児の風景構成法について その 2［J］．学術講演梗概集．E－1．1999．7：789～790．

［33］高橋ありす，冈崎甚幸，柳沢和彦，阿部麻衣子．部分的構成から全体的構成への段階：幼稚園児の風景構成法について その 3［J］．学術講演梗概集．E－1．1999．7：791～792．

［34］高橋ありす，冈崎甚幸，柳沢和彦．羅列および水平の川による構成：小学生の風景構成 法に［J］．学術講演梗概集．E－1．2000．7：1129～1130．

［35］猪股圭佑，柳沢和彦，原祥子，冈崎甚幸．川別に見た山の構成の発達的特徴：幼稚園児か ら大学生までの風景構成法における山の構成について その 3［J］．Summaries of technical papers of Annual Meeting Architectural Institute of Japan．2003．7：1069～1070．

［36］原祥子，柳沢和彦，猪股圭佑，冈崎甚幸．学年別に見た山の構成の発達的特徴：幼稚園 児から大学生までの風景構成法における山の構成について その 2［J］．Summaries of technical papers of Annual Meeting Architectural Institute of Japan．2003．7：1067～1068．

［37］柳沢和彦，猪股圭佑，原祥子，冈崎甚幸．箱庭療法と風景構成法と居住空間構成法の位 置づけ：幼稚園児から大学生までの風景構成法における山の構成について その 1［J］．Summaries of technical papers of Annual Meeting Architectural Institute of Japan．2003．7：1065～1066．

［38］山中康裕．臨床ゼミ心理検査：風景構成法の基礎［J］．Japanese journal of clinical psychology．2001．1（4）：533～540．

［39］鈴木千里，稲永澄子．アルコール依存症者の回復過程における心の変化について：風景 構成法を導入して［J］．The Japanese journal of hospital and community psychiatry．2001．44（2）：219～221．

［40］吉武光世．風景構成法にみる学生の「こころ」——学生相談における風景構成法の活用について［J］．Student counseling journal．2000．21（2）：131～141．

［41］佐藤由佳利．発展的風景構成法の試みについて［J］．Research journal of clinical psychology and school education．2003．1：81～89．

［42］樫村通子．一个治疗者的 LMT 转变进程：采用现实与图画的故事述说

[J]. Journal of Japanese clinical psychology. 2011. 28（6）：717~728.

[43] 千丈雅徳，佐藤友香，中島公博. 交代人格が成長して寛解へと至った解離性同一性障害の1例——各人格のエゴグラムと風景構成法の比較を通して [J]. 精神医学. 2002. 44（10）：1061~1068.

[44] 神兰悦子. 青年期の風景構成法作品に表れる人物像と自己像の読み取りについて [J]. Journal of developmental and clinical psychology. 2011（10）：59~68.

[45] 鍛冶まどか. 風景構成法を用いる目的について [J]. The annual bulletin of Praxis and Research Center for Clinical Psychology and Education. 2011（15）：60~68.

[46] 佐渡忠洋，中島郁子，別府哲. 風景構成法の本邦における文献一覧（1970－2010年）[J]. Humanities and social sciences. 2011. 59（2）：151~167.

[47] 運上司子，橘玲子，長谷川早苗. 風景構成法における彩色についての考察 [J]. 新潟青陵大学大学院臨床心理学研究. 2010（4）：19~23.

[48] 運上司子，橘玲子，長谷川早苗. 風景構成法に表現される「石の大きさと位置」——青年期を対象として [J]. 新潟青陵大学大学院臨床心理学研究. 2009（3）：37~43.

[49] 運上司子，橘玲子，伊藤真理子. 風景構成法に表現される「石」[J]. 新潟青陵大学大学院臨床心理学研究. 2007（1）：21~30.

[50] 菅藤健一，上埜高志. 非行臨床における処遇経過分析の方法について [J]. Annual report. 2010. 58（2）：239~255.

[51] 菅藤健一. 非行少年の描画上の変化と適応上の変化との関連について [J]. Journal of Japanese clinical psychology. 2007. 25（2）：197~205.

[52] 古川裕之. 描画作品の変化の意味について——表現心理学からの検討 [J]. Kyoto University research studies in education. 2010（56）：223~235.

[53] 古川裕之. 風景構成法の構造的特徴：非対称性と言葉を手がかりに [J]. The annual bulletin of Praxis and Research Center for Clinical Psychology and Education. 2010（14）：86~97.

[54] 谷川裕子. 風景構成法における彩色についての研究 [J]. 研究開発コロキアム報告書要約版. 32~33.

［55］中野江梨子．PDI の前後における風景構成法体験の変化について——作品の主観的な「感じ」に関する SD 法評定の変化とインタビューから［J］．Journal of Japanese clinical psychology．2010．28（2）：207〜219.

［56］Kaito Akira．The English Procedure of The Landscape Montage Technique［J］．臨床 教育人間学．2001（3）：13〜17.

［57］松井華子．風景構成法の彩色過程研究の可能性について［J］．Kyoto University research studies in education．2009（55）：215〜225.

［58］浅田剛正．描画法におけるセラピストの主体的関与について——風景構成法を用いた関与の多様性の検討から［J］．Journal of Japanese clinical psychology．2008．26（4）：444〜454.

［59］松尾芳雄．景観シミュレーションの基礎と応用（その 3）：画像処理によるモンタージュ：モザイク画像と景観予想？［J］．Journal of the Japanese Society of Irrigation, Drainages and Reclamation Engineering．2000．68（10）：47〜50.

［60］佐佐木玲仁．風景構成法研究の文献展望［J］．京都大学大学院教育学研究科紀 要．2006．52：187〜199.

［61］佐々木玲仁．風景構成法に顕れる描き手の内的なテーマ—その機序と読み取りについて［J］．心理臨床学研究．2007．25（4）：431〜443.

［62］佐々木玲仁．風景構成法研究の方法論について［J］．臨床心理学研究 Journal of Japanese clinical psychology．2005．23（1）：33〜43.

［63］佐々木玲仁．風景構成法におけるアイテムの描画時間［J］．甲南大学学生相談室紀 要．2004．12：40〜50.

［64］佐々木玲仁．風景構成法に顕れる描き手の内的なテーマ—その機序と読み取りについて［J］．心理臨床学研究．2007．25（4）：431〜443.

［65］Junghee Ki，Waesun Choi，Gabsook Kim，Jooryung Park．Landscape Montage Technique as an Assessment Tool for Schizophrenia Patients［J］．The Arts in Psychotherapy．2012．03．007.

［66］古野裕子．描画解釈における「空間構成」の意義と課題［J］．京都大学大学院教育学研究科紀要．2004．51：193〜203.

［67］萩原可奈，佐渡忠洋，鈴木壯．実力発揮と風景構成法の特徴：中程度の競技レヴェルの 大学スポーツ競技者を対象として［J］．Annual report of the Faculty of Education, Gifu University. Humanities and social sciences. 2009. 58（1）：187～196.

［68］ 仲原千恵，長良医療，佐渡忠洋，鈴木壮. 風景構成法における用紙のサイズに関する研 究［J］. Annual report of the Faculty of Education，Gifu University. Humanities and social sciences 2010. 59（1）：211～216.

［69］ 清水信介. 登校拒否女子中学生の心理治療過程でみられた象徴表現について［J］. 室蘭 工業大学研究報告. 文科編. 1987（37）：89～122.

［70］ 弘田洋二，小野浩子，森鼻雅代.「風景構成法」に関する研究：箱庭作品との関連［J］. 大阪市立大学生活科学部紀要. 1988（36）：179～187

［71］ 弘田洋二，三船直子，原志津，岩堂美智子.「風景構成法」に関する研究（その 2）：ロールシャッハテストとの関連［J］. 大阪市立大学生活科学部紀要. 1990（38）：181～189.

［72］ 藤田裕司. へび象徴技法に関する臨床的研究（2）：他技法との比較［J］. 大阪教育大学 紀要. 第 4 部門，教育科学. 1993. 42（1）：137～146.

［73］ Murayama Kumiko. An Application of Art Therapy to Education of Female Art Students［J］. Japanese psychological research. 1994. 36（4）：201～210.

［74］ Sakurai Ikuko. Counseling a Junior High School Girl with Runaway Wish：Starting a New Life using the Landscape Montage Technique. Social welfare：journal of Social Welfare Department of Japan Women's University. 1994（35）：194～208.

［75］ Akama Tachie，Aruga Chiharu，Seki Naohiko. Psychological Assessment and Psychotherapy for Eating Disorders：Psychological different diagnosis for bulimia type by psychological assessment and practice of re－parenting method（Diagnosis and Treatment of Eating Disorders）［J］. Japanese Journal of Psychosomatic Medicine. 1994. 34（2）：161～168.

［76］ 佐藤文子，中村美津子. 精神分裂病者に対する「集団風景構成法」と「合同風景構成法」の治療的意味の検討［J］. Artes liberales. 1997. 61：89～101.

［77］ 櫃田紋子，伊志嶺美津子，千葉智子. 風景構成法における臨床的基礎研究：分裂病者における「花」の描画像の検討［J］. 湘南短期大学紀要. 1995（6）：207～219.

［78］ 櫃田紋子. 風景構成法と SCT の関連に関する一考察［J］. 湘南短期大学

紀要. 1998. 9：323～334.

[79] 植田紋子. Personality characteristics and the depth expression in the land-scape montage technique：using Yatabe－Guilford personality inventory and JPTS (Jung's psychological type scale) [J]. Human development and education. 2011 (5)：107～119.

[80] 櫃田紋子，伊志嶺美津子，河西恵子. 風景構成法における臨床的基礎研究：分裂病者における「家」の描画像の検討 [J]. 湘南短期大学紀要. 1997. 8：167～181.

[81] 河西恵子，伊志嶺美津子，千葉智子，櫃田紋子. 風景構成法における臨床的基礎研究：青年期女子と精神分裂病者の「石」に関しての一考察 [J]. 横浜女子短期大学研究紀要. 1998. 13：1～16.

[82] 河西恵子，伊志嶺美津子，千葉智子，櫃田紋子. 風景構成法における臨床的基礎研究：青年期女子と精神分裂病者の人物像に関しての一考察 [J]. 横浜女子短期大学研究紀要. 1995. 10：31～42.

[83] 河西恵子，千葉智子，伊志嶺美津子，櫃田紋子. 風景構成法における臨床的基礎研究：青年期女子と精神分裂病者の「川」に関する一考察 [J]. 横浜女子短期大学研究紀要. 15：25～40.

[84] 伊志嶺美津子，河西恵子，櫃田紋子，千葉智子. 風景構成法における臨床的基礎研究：そのⅤ「山」の描画像の検討 [J]. 横浜女子短期大学研究紀要. 1999. 14：41～55.

[85] TADA Masayo. The Analysis of the Landscape Montage Technique from the View of Ego Development [J]. 京都大学教育学部紀要. 1996. 42：154～165.

[86] 木南千枝. へび象徴技法に関する基礎的研究：風景構成法との比較 [J]. 障害児教育研究紀要. 1996. 18：29～44.

[87] 橋本泰子，高柳信子，板垣文彦. 精神分裂病の情報処理過程の一考察 [J]. 人間科学研究. 1998. 20：99～112.

[88] 阿部恵子，山下一夫. 風景構成法による児童理解とティームティーチングによる児童支援の実際 [J]. 鳴門生徒指導研究. 2000. 10：4～17.

[89] 吉武光世. 風景構成法にみる学生の「こころ」──学生相談における風景構成法の活用について [J]. Student counseling journal. 2000. 21 (2)：131～141.

［90］（鍛冶まどか）Kaji Madoka. 風景構成法を用いる目的について［J］. The annual bulletin of Praxis and Research Center for Clinical Psychology and Education. 2011（15）：60〜68.

［91］佐渡忠洋，中島郁子，別府哲. 風景構成法の本邦における文献一覧（1970−2010 年）［J］. Humanities and social sciences. 2011. 59（2）：151〜167.

［92］浅田剛正，運上司子，椎谷杏紀子. 風景構成法を介した高齢者とのかかわり——特別養護 老人ホームでの事例から［J］. 新潟青陵大学大学院臨床心理学研究. 2010（4）：25〜32.

［93］中野江梨子. PDI の前後における風景構成法体験の変化について——作品の主観的な「感じ」に関する SD 法評定の変化とインタビューから［J］. Journal of Japanese clinical psychology. 2010. 28（2）：207〜219.

［94］増井起代子，上別府圭子. 治療的検査（バウムテスト・HTP・家族画・風景構成法・スクリブルとスクィグル・箱庭療法）（精神科臨床評価検査法マニュアル〔改訂版〕）——（心理・神経心理学的検査）［J］. Japanese journal of clinical psychiatry. 2010. 39：483〜492.

［95］那須秀行. NASU Hideyuki. 風景構成法における付加物について：描き手の体験の語り から［J］. Additions to Landscape Montage Technique from the Viewpoint of the Drawer's Experience. The Bukkyo University Graduate School review. 2009. 37：109〜126.

［96］那須秀行. 風景構成法における付加物について：描き手の体験の語りから［J］. The Bukkyo University Graduate School review. 2009. 37：109〜126.

［97］渡部純夫. 児童養護施設職員の心理的成長過程（2）風景構成法からの考察（1）. Bulletin of Tohoku Fukushi University. 2009. 33：199〜225.

［98］渡部未沙. 継続面接における風景構成法の作品変化について——大学生の複数事例にお ける特徴［J］. Journal of Japanese clinical psychology. 2005. 22（6）：648〜658.

［99］加藤大樹，原口友和，森田美弥子. 芸術療法の諸技法における体験過程に関する研究——コラージュ技法・風景構成法・ブロック技法の比較［J］. Japanese bulletin of art therapy. 2008. 39（1）：51〜59.

［100］井元健太. 風景構成法による自我機能解釈［J］. The Study of clinical

psychology. 2008 (6)：35～49.

[101] 和田洋子. 青年期女子の風景構成法――「川と「田の解釈仮説の検討 [J]. The Bulletin of the Institute of Developmental and Clinical Psychology. 2007 (9)：51～56.

[102] 角野善宏. 庭療法の限界と効用（特集 箱庭療法の可能性）[J]. Japanese journal of clinical psychology. 2007. 7 (6)：758～764.

[103] 角野善宏. 風景構成法から観た急性精神病状態からの回復過程の特徴――4 事例から の考察〔含 コメント〕[J]. Japanese journal of clinical psychology. 2001. 1 (1)：76～92.

[104] 隈元みちる. 風景構成法に表れるアレキシサイミアの特徴. Bulletin of counseling and guidance. 2007 (19)：25～31.

[105] 水谷みゆき. MIZUTANI M. 高齢者の風景構成法における奥行き表現のもつ意味につい て（第 1 報）：『構成型』と認知との関係 [J]. 日本芸術療法学会誌. 2004. 34 (1)：38～45.

[106] 水谷 みゆき. MIZUTANI M. 高齢者の風景構成法の基礎にある空間と構成要素の生成 について：高齢者の風景構成法における奥行き表現の持つ意味について（第 2 報） [J]. Japanese bulletin of art therapy. 2006. 35 (1)：31～42.

[107] 石原端子. Ishihara Masako. プロゴルファーのこころの成熟過程に関する事例研究 ：競技経験の語りと風景構成法から（平成 16 年度大学院スポーツ科学研究科修士論文要 旨） [J]. Bulletin of Osaka College of Physical Education. 2006. 37：135.

[108] 鷲岳覚. 風景構成法――青年期女子の心理社会的発達課題の検討 [J]. Aomori Akenohoshi Junior College research bulletin. 2006 (32)：51～69.

[109] 伊東佳乃. 風景構成法からみた妊産婦の心理的特徴 [J]. The Study of clinical psychology. 2006 (4)：17～35.

[110] 伊藤美佳，山口勝弘. 大学生を対象とする心の健康教育における風景構成法の利用－ 自己像の変容を内省する媒体として－ [J]. Bulletin of the Faculty of Education & Human Sciences. 2006. 8：233～240.

[111] 高桑洋介. 風景構成法とロールシャッハ法との関連――「羅列型」を示した 3 事例の検討から [J]. Journal of the Japanese Society for the Ror-

schach and Projective Methods. 2005. 9：38～47.

［112］越智栄太. 風景構成法と思春期男子の発達に関する一考察——自我発達
の側面から［J］. The Study of clinical psychology. 2005（3）：39～53.

［113］吉田明. セラピストはクライエントと"どこで"出会うのか——風景構
成法が面接の指 針となった事例を通して［J］. Journal of Japanese clini-
cal psychology. 2004. 22（5）：520～530.

［114］原信夫. エゴグラムとの比較による風景構成法の特徴について［J］.
The bulletin of Seiwa Junior College. 2004. 32：29～38.

［115］廣瀬麗. 小学生の風景構成法に関する一研究［J］. The Study of clinical
psychology . 2004（2）：147～163.

［116］三浦麻依子. 風景構成法における人物像の特徴に関する研究［J］. The
Annals of the Hokkaido Psychological Society. 2003（26）：23～33.

网站资料：

［1］http：//ja. wikipedia. org/wiki/％E4％B8％AD％E4％BA％95％E4％
B9％85％E5％A4％AB.

［2］http：//researchmap. jp/read0066315.

［3］http：//www. mukogawa－u. ac. jp/～okazaki/indexj. html，岡崎研
究室.

［4］http：//wiki. mbalib. com/wiki/Y－G 人格测验等网站资料.

［5］http：//www. stumhc. cn/default. asp，汕头大学精神卫生中心官网.

附录1：风景构成检核指标表①②

风景构成法检核指标表 1

—— 需要详细解释的项目

指标	分类	名称	备注
1. 绘画方位	1	规定方位	纸张横放，长大于宽
	2	不规定方位	竖放或倾斜，长小于宽
2. 构成阶段	1	罗列的阶段	所有的项目都是仅仅被罗列在纸面上，项目之间没有任何的关联
	2	关系性的萌芽	一些项目之间开始出现联系，空间的意识开始萌芽，是各项目分布的起始阶段。但是并不是所有的项目都有固定的联系。这个阶段继续向前发展，就会出现"悬在半空的河流"
	3	层构造的萌芽	有联系的项目分布继续增加，特别是河流的近景分布开始变得更加明显，以此为中心开始出现层构造化。"河流上的山""空中的田地"是最主要的特征，中景群大都分布在山上
	4	层构造的部分完成	层构造化继续紧张，山开始成为远景。因此中间的领域开始出现空白。这个阶段继续向前进展，各项目都在保持彼此联系的情况下，被合理地配置。层构造化完成。空间被河流和道路上下分割开来

① 据高石恭子（1994）、柳呎河彦（1999－2004）、皆藤章（1990、1991、1994、2011）、台湾吴慧玲（1999 等）发表的相关论文与著作编制.

② 大部分本附录的检核指标来源于皆藤章著、吉沅洪等译.《风景构成法——一种独特的绘画心理疗法》[M]. 北京：中国轻工业出版社. 2010.

续表

指标	分类	名称	备注
	5	垂直型的萌芽	在充分考虑了垂直性后，完成远景群的分布。"切角的河流"是重要的特征。层构造化开始崩解，开始尝试新的风景构成
	6	垂直型的进展	垂直型的意识开始进展，河和路开始出现上下方向的分布，但是，往往更多地分布于纸的两端。还没有出现明确地被河或路分割开来的左右分布的纸面空间
	7	垂直型的展开	被河流左右分开的空间开始出现。中近景群被分布在左右空间里，进入这个阶段后，左右两个空间之间开始形成链接。偶尔河的上游会和山峦相接
	8	关系型的部分完成	河流开始出现倾斜的流向，河流和其他项目之间的练习开始变得明确，中景领域仍然没有完全融合
	9	关系型的完成	河流的表现中加入纵深轴的影响，因此风景成为一个完整的世界。有时河流的一部分或整体的一部分可能会偶尔有不和谐的地方。另外，即使是水平流向的河流，其他的项目也都有序地分布在中景群
3.空间阶段	1	二维多空间	图面上只有水平面，而且各个项目均是以各个不同的视点场描画的，所以是多空间。虽然在一部分空间里，项目之间会有一些联系，但是视点场不固定，而且没有使用纵深轴的迹象
	2	二维空间的完成	空间构成开始固定在一个水平面上，是水平面和垂直轴一体化的阶段。复数空间开始融合，一个空间的风景开始出现，但是，项目间的距离关系缺乏三维立体的方向感，所以，视点的方向来自前方正面和上空两个方向。显示鸟瞰图的表现。项目间的大小关系是非现实的

指标	分类	名称	备注
	3	三维空间的萌芽和多空间	各个项目都拥有各个不同的视点场，呈多空间的形式。一部分的领域中开始使用纵深轴，形成一些远近感。进入这个阶段后，在一部分空间中，开始出现项目之间的空间关系，虽然表面上看起来像是风景空间，但是视点场有三个以上，仍然具有复数空间的性质
	4	一部分三维空间的完成	纵深轴的使用开始增加，纵深表现和三维的空间方向感开始变得更加明显，所以开始出现明显的三维空间感。有效的垂直轴也开始得到充实的使用，但是大小关系仍然是非现实的。"悬在半空中的河流""浮在空中的路"是重要的特征
	5	风景空间的萌芽	有两个水平面，所以出现歪曲的位置关系。同时使用垂直轴和纵深轴，因为视点场的不同，所以空间呈现扭曲的状态。开始进入风景构造化的最后阶段。两个水平面一般由"河流"分隔开。所以有复数的风景空间
	6	风景空间的部分完成	水平面开始统一为一个，在除了山以外的空间开始使用垂直轴，视点场基本只有一个。所以开始呈现一个风景空间，但是在部分区域仍然有歪曲、不统一的现象。特别是河的上游、田地、房屋等
	7	风景空间的完成	合理地使用水平面、垂直轴、纵深轴，完成只有一个方向性的风景空间的构造过程

续表

指标	分类	名称	备注
4. 视点场	1	三个以上	"视点场"（viewpoint field）主体通过某个视点来追究一个空间的意义（周诗岩. 《视点场——当代视觉传媒下的空间多义性研究》[J]. 辽宁大学学报（哲学社会科学版）. 2008. 36（3）：33～37.）。简单地说，就是你看风景的"视点"，从这个视点看出去的就是"视点场"，如鸟瞰、远观等。就是判断有几个视角
	2	2个	
	2	2个	

风景构成法检核指标表 2

—— 分类项目

检核指标	分类与内容							
	1	2	3	4	5	6	7	8
5. 和边框的关系	超出	相接	边框内不相接					
6. 风景中的中心事物	桥	人	房屋	岩石	树木	其他	没有中心物	
7. 河流的起点的融合度	完全融合	略不融合	不融合	特别不能				
8. 河流的分布	左右	上下	右上左下	左上右下	不明			
9. 河流的线远近法效果	明显	不明显	没有	构图上没有必要				
10. 河流的形态	直线	蛇形	曲线	不明				

续表

检核指标	分类与内容							
	1	2	3	4	5	6	7	8
11. 河流与道路的关系	单侧平行	双侧平行	相接（仅有交点）	单侧平行交叉	双侧平行交叉	没有平行关系		
12. 河流和道路的描线的共有	河流和道路的交叉	描线共有（直接平行）	有缓冲带（间接平行）	无关系	混在			
13. 山的分布	远景正面	远景右侧	远景左手	中间	近景	其他		
14. 山的数量	1座	2座	3座	4座	5座	6座以上		
15. 山的陵线	平缓	险峻	混在					
16. 山的形态	连山	翠屏	一峰	混在	无法判定			
17. 陵线越框	山顶高过上框	山整体在框内	混在					
18. 田的远近法效果	明显	不明显	没有					
19. 路的远近法效果	明显	不明显	没有	构图上没有必要				
20. 道路的形态	直线	曲线	混在					
21. 房屋和边框的关系	被边框挡住	框内	混在					

续表

检核指标	分类与内容							
	1	2	3	4	5	6	7	8
22. 房屋的近景配置	近景右下	近景左下	近景中心	近景右下和左下	近景右下和中心	没有近景		
23. 房屋的数量	1间	2间	3间	4间	5间	6间以上		
24. 房屋的立体表现	有	没有	混在					
25. 门口	有	没有	混在					
26. 窗子	有	没有	混在					
27. 烟囱	有	没有	混在					
28. 树的近景配置	近景右下	近景左下	近景中心	近景右下和左下	近景右下和中心	近景左下和中心	近景全领域	没有近景
29. 树的棵数	1棵	2棵	3棵	4棵	5棵	6棵以上		
30. 树的形状	树冠	基本型	放散型	椰子型	其他	不明		
31. 根	有	没有	混在					
32. 地平线	有	没有	混在					
33. 树干底部的宽度	有	没有	混在					
34. 树和其他项目公共线	有	没有	混在					
35. 人数	1人	2人	3人	4人	5人	6人以上		
36. 性别	同性	异性	两性	不明				
37. 动态行为	有	没有	混在	不明				
38. 静态行为	有	没有	混在	不明				

续表

检核指标	分类与内容							
	1	2	3	4	5	6	7	8
39. 铁丝型的手脚	有	没有	混在					
40. 脸的形状	有	没有	混在	不明				
41. 四等身	头＞四等身	没有	混在	不明				
42. 花的形态水准	高	不高	混在					
43. 花的省略化	有	没有	两性					
44. 动物的形态水准	高	不高	混在					
45. 动物的省略化	有	没有						
46. 岩石的数量	1块	2块	3块以上					
47. 岩石的形态水准	高	不高						
48. 岩石的省略化	有	没有						
49. 风景中的自我形象和他人形象	和他人形象一致	和他人形象不一致	不明					
50. 风景中的自我形象位置（1）	在河的附近，或河的中间	在田的附近，或者田的中间	路上，路旁	房屋附近	房屋中	树的附近，树下	他人形象的附近	岩石的附近

续表

检核指标	分类与内容							
	1	2	3	4	5	6	7	8
51. 风景中的自我形象位置（2）	远景	中景	近景	空中	边框外	其他	不明	
52. 风景中的自我形象的行为	动态行为	静态行为	人际关系	无行为	不明			

风景构成法检核指标表 3

——询问有无的项目

检核指标	分类	
	1	2
53. 分叉的河流	有	无
54. 一边河岸缺失的河流	有	无
55. 分割边角的河流	有	无
56. 上下贯穿的河流	有	无
57. 对称的河流	有	无
58. 远景端中断的河流	有	无
59. 近景端中断的河流	有	无
60. 混色所画的河流	有	无
61. 山中的田	有	无
62. 山路上的田	有	无
63. 中景的田	有	无
64. 近景的田	有	无
65. 境界线上的田	有	无
66. 小路上的田	有	无
67. 有水道的田	有	无
68. 在远景中中断的道路	有	无
69. 在近景中中断的道路	有	无
70. 岔路	有	无
71. 山道	有	无
72. 一线路	有	无

续表

检核指标	分类	
	1	2
73. 回旋路	有	无
74. 河边的房屋	有	无
75. 山中的房屋	有	无
76. 田边的房屋	有	无
77. 路旁的房屋	有	无
78. 村落	有	无
79. 河岸上的树	有	无
80. 山中的树	有	无
81. 田旁的树	有	无
82. 路旁的树	有	无
83. 家附近的树	有	无
84. 一线状树干的树	有	无
85. 树冠	有	无
86. 一部分被边框挡住的树	有	无
87. 立在纸的下缘上的树	有	无
88. 排成一排的树	有	无
89. 树林	有	无
90. 森林	有	无
91. 树叶	有	无
92. 果实	有	无
93. 一线型的枝	有	无
94. 河岸上的人	有	无
95. 山中的人	有	无
96. 田中的人	有	无
97. 路上的人	有	无
98. 家里的人	有	无
99. 家附近的人	有	无
100. 树附近的人	有	无
101. 人的记号化	有	无
102. 人际情况	有	无
103. 河岸的花	有	无
104. 山中的花	有	无
105. 田边的花	有	无

检核指标	分类	
	1	2
106. 路旁的花	有	无
107. 家旁边的花	有	无
108. 树下的花	有	无
109. 人旁边的花	有	无
110. 花田	有	无
111. 河中的动物	有	无
112. 山中的动物	有	无
113. 田中的动物	有	无
114. 路上的动物	有	无
115. 房屋附近的动物	有	无
116. 树旁边的动物	有	无
117. 人旁边的动物	有	无
118. 花旁边的动物	有	无
119. 浮在空中的动物	有	无
120. 狗	有	无
121. 猫	有	无
122. 兔	有	无
123. 家畜	有	无
124. 鱼	有	无
125. 鸟	有	无
126. 昆虫	有	无
127. 蝴蝶	有	无
128. 两栖类	有	无
129. 空想的动物	有	无
130. 河中石	有	无
131. 岸边石	有	无
132. 山中石	有	无
133. 田中石	有	无
134. 路上石	有	无
135. 房边石	有	无
136. 树下石	有	无
137. 人边石	有	无

续表

检核指标	分类	
	1	2
138. 近花石	有	无
139. 动物边上的石	有	无
140. 巨大石	有	无
141. 有用石	有	无
142. 河冲	有	无
143. 铺石的护岸	有	无
144. 石桥	有	无
145. 地藏佛像	有	无
146. 墓	有	无
147. 桥梁	有	无
148. 太阳	有	无
149. 其他的添加项目	有	无
150. 沿着上边框河流	有	无
151. 沿着下边框河流	有	无
152. 整个下边框河流	有	无
153. 作为下边框部分的角落河流	有	无
154. 连接上边框和左右边框河流	有	无
155. 连接下边框和左右边框河流	有	无
156. 连接上下边框河流	有	无
157. 连接左右边框河流	有	无
158. 连接地平线和左右边框河流	有	无
159. 越来越细的河流	有	无
160. 缺失河	有	无
161. 缺失山	有	无
162. 缺失田	有	无
163. 缺失路	有	无
164. 缺失房	有	无
165. 缺失树	有	无
166. 缺失人	有	无
167. 缺失花	有	无
168. 缺失动物	有	无
169. 缺失石头	有	无

附录 2：团体辅导活动组员手册

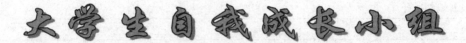

LMT 团体辅导

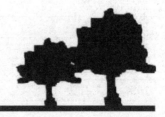

XX大学心理咨询中心
2012 年 12 月

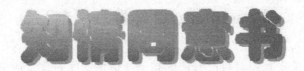

　　本人自愿参加 XX 大学心理咨询中心咨询员 XXX 邀请并由其组织领导的成长小组。

　　我了解本成长小组的目的在加深团体成员对自我的认识和热爱，并最终促使团体成员自我成长。

　　本次活动不收任何费用，无论是 A4 纸、签字笔、画笔、茶点、活动参与等费用均免费，由研究者提供，我不用支付任何费用。但参加本次活动我可能得到其他有益的收获，如在团体中结识团队伙伴、回顾生活经历、洞悉问题根源、获得社会支持、促进个人成长、提高心理健康等。

　　为了保护我的利益，研究者对我的姓名、邮箱、联系方式等个人信息均严格保密。为研究所需，本人同意研究者对我的相关测验数据及作品资料进行仔细观察、实施辅导、保存研究等，所得结果通过严格的技术处理且经过本人同意后，只为研究所用。

　　我明白和同意以上全部内容。

　　　　　　　　　　　　　　　　　　　　签名：

　　　　　　　　　　　　　　　　　　　　日期：

年级：　　　　　　　　学院：　　　　　　　性别：

Rosenberg 自尊量表（前）

下面是一些关于我们对自己看法的句子，请根据你的真实情况在相应的数字上面打勾或画圈，其中 1 代表很不符合；2 代表不符合；3 代表符合；4 代表非常符合。

1. 我感到我是一个有价值的人，至少与其他人在同一水平上。	1	2	3	4
2. 我感到我有许多好的品质。	1	2	3	4
3. 归根结底，我倾向于觉得自己是一个失败者。	1	2	3	4
4. 我能像大多数人一样把事情做好。	1	2	3	4
5. 我感到自己值得自豪的地方不多。	1	2	3	4
6. 我对自己持肯定态度。	1	2	3	4
7. 总的来说，我对自己是满意的。	1	2	3	4
8. 我希望我能为自己赢得更多尊重。	1	2	3	4
9. 我确实时常感到自己毫无用处。	1	2	3	4
10. 我时常认为自己一无是处。	1	2	3	4

安全感量表（前）

请仔细阅读下面的陈述，判断与你的感受或行为相符合的程度，并在相应的数字上面打勾或画圈，其中 1 代表非常符合；2 代表基本符合；3 代表中性或不确定；4 代表基本不符合；5 代表非常不符合。

1. 我从来不敢主动说出自己的看法。	1	2	3	4	5
2. 我感到生活总是充满不确定性和不可预测性。	1	2	3	4	5
3. 我习惯于放弃自己的愿望和要求。	1	2	3	4	5
4. 我总是担心会发生什么不测。	1	2	3	4	5
5. 我从不敢拒绝朋友的请求。	1	2	3	4	5
6. 遇到不开心的事，我总是独自生闷气或者痛苦。	1	2	3	4	5
7. 我一直觉得自己挺倒霉的。	1	2	3	4	5
8. 人们说我是一个害羞、退缩的人。	1	2	3	4	5

续表

9. 我总是担心太好的朋友关系以后会变坏。	1	2	3	4	5
10. 对领导我一般是敬而远之。	1	2	3	4	5
11. 我常常担心自己的思维或情感会失去控制。	1	2	3	4	5
12. 我总是"万事不求人"。	1	2	3	4	5
13. 我总是担心自己的生活会变得一团糟。	1	2	3	4	5
14. 我感到自己无力应对和处理生活中突如其来的危险。	1	2	3	4	5
15. 我害怕与他人建立并保持亲近关系。	1	2	3	4	5
16. 无论别人怎么说，我都觉得自己很没用。	1	2	3	4	5

团体辅导效果反馈表

亲爱的同学，你好！经过我们的团体活动，你与我一起经历的成长旅程已接近尾声！下面的问题想了解你对团体的整体评价，请结合自身感受与收获选择，其中1代表非常不满意；4代表一般；7代表非常满意。即分数越高，表示满意度越高。

（一）我参加这个团体是基于						
1. 需要的	1	2	3	4	5	6	7
2. 自愿的	1	2	3	4	5	6	7
3. 愉快的	1	2	3	4	5	6	7
4. 迫切的	1	2	3	4	5	6	7
（二）我觉得团体的气氛是						
5. 温暖的	1	2	3	4	5	6	7
6. 友善的	1	2	3	4	5	6	7
7. 支持的	1	2	3	4	5	6	7
8. 信任的	1	2	3	4	5	6	7
9. 尊重的	1	2	3	4	5	6	7
10. 接纳的	1	2	3	4	5	6	7
（三）我对这次团体内容的感觉是						
11. 有益的	1	2	3	4	5	6	7
12. 有趣的	1	2	3	4	5	6	7
13. 适当的	1	2	3	4	5	6	7
14. 有价值的	1	2	3	4	5	6	7
（四）我的收获是						
15. 更了解自己	1	2	3	4	5	6	7
16. 更接纳自己	1	2	3	4	5	6	7
17. 自尊心更强	1	2	3	4	5	6	7
18. 更爱我自己	1	2	3	4	5	6	7
19. 更认清规划	1	2	3	4	5	6	7
（五）团体的各种具体活动我的满意度是						
20. 意象自我介绍	1	2	3	4	5	6	7
21. 第一次风景画	1	2	3	4	5	6	7
22. 六格图绘画	1	2	3	4	5	6	7
23. 家庭图	1	2	3	4	5	6	7

续表

24. 情绪画	1	2	3	4	5	6	7
25. 团体风景画	1	2	3	4	5	6	7
26. 风景画接力	1	2	3	4	5	6	7
27. 沙盘	1	2	3	4	5	6	7
28. 最后一次风景画	1	2	3	4	5	6	7

Rosenberg 自尊量表（后）

下面是一些关于我们对自己看法的句子，请根据你的真实情况在相应的数字上面打勾或画圈，其中 1 代表很不符合；2 代表不符合；3 代表符合；4 代表非常符合。

1. 我感到我是一个有价值的人，至少与其他人在同一水平上。	1	2	3	4
2. 我感到我有许多好的品质。	1	2	3	4
3. 归根结底，我倾向于觉得自己是一个失败者。	1	2	3	4
4. 我能像大多数人一样把事情做好。	1	2	3	4
5. 我感到自己值得自豪的地方不多。	1	2	3	4
6. 我对自己持肯定态度。	1	2	3	4
7. 总的来说，我对自己是满意的。	1	2	3	4
8. 我希望我能为自己赢得更多尊重。	1	2	3	4
9. 我确实时常感到自己毫无用处。	1	2	3	4
10. 我时常认为自己一无是处。	1	2	3	4

安全感量表（后）

请仔细阅读下面的陈述，判断与你的感受或行为相符合的程度，并在相应的数字上面打勾或画圈，其中 1 代表非常符合；2 代表基本符合；3 代表中性或不确定；4 代表基本不符合；5 代表非常不符合。

1. 我从来不敢主动说出自己的看法。	1	2	3	4	5
2. 我感到生活总是充满不确定性和不可预测性。	1	2	3	4	5
3. 我习惯于放弃自己的愿望和要求。	1	2	3	4	5
4. 我总是担心会发生什么不测。	1	2	3	4	5
5. 我从不敢拒绝朋友的请求。	1	2	3	4	5
6. 遇到不开心的事，我总是独自生闷气或者痛苦。	1	2	3	4	5
7. 我一直觉得自己挺倒霉的。	1	2	3	4	5
8. 人们说我是一个害羞、退缩的人。	1	2	3	4	5
9. 我总是担心太好的朋友关系以后会变坏。	1	2	3	4	5
10. 对领导我一般是敬而远之。	1	2	3	4	5

续表

11. 我常常担心自己的思维或情感会失去控制。	1	2	3	4	5
12. 我总是"万事不求人"。	1	2	3	4	5
13. 我总是担心自己的生活会变得一团糟。	1	2	3	4	5
14. 我感到自己无力应对和处理生活中突如其来的危险。	1	2	3	4	5
15. 我害怕与他人建立并保持亲近关系。	1	2	3	4	5
16. 无论别人怎么说，我都觉得自己很没用。	1	2	3	4	5

附录 3：典型的临床被试风景构成作品

罗列项目：

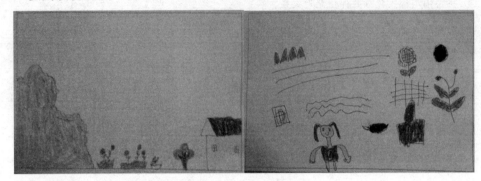

无结构性：

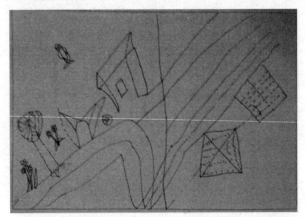

混乱性与离题性：

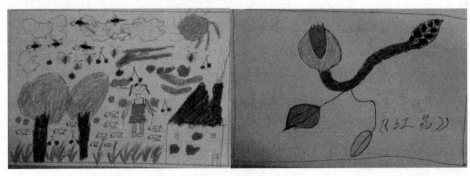

致 谢

时光悠然，岁月无痕。

终于写到了这里，要感谢的人很多，从小学到研究生，从北京师范大学到汕头大学，在每一个地方我都学到了很多很好的知识技能，在每一个地方我都遇到了很多很优秀的同学少年，当然最重要的是都遇到了很多很杰出的教授老师。

在北师大的四年是我学习心理学基础知识的四年。北师大重视本科教育，任教的老师都是该领域的佼佼者，如车宏生老师、姚梅林老师、刘翔平老师、林丹华老师、金盛华老师、闫巩固老师、寇彧老师以及胡清芬老师等，是因为他们的悉心教导，北师大的学子才会有走遍全球的成就，我也才有了能写这本书的知识基础。

在汕大的三年是我实践心理学应用技能的三年。在导师赖小林的指导和带领下，我在汕大学生处担任兼职心理咨询员，同时指导、负责和参与了校内外多个工作坊、拓展训练和讲座，这些都让我有了能主持成长小组、团体辅导的底气，本课题能够顺利开展也要归功于赖老师的支持和帮助；此外还有高等教育研究所的各位老师：马凤岐老师、王伟廉老师、刘西瑞老师、张学新老师、陈小红老师、康全礼老师、秦国柱老师和王学举老师等，他们在日常教学和论文答辩中给我提供了很多珍贵的建议，让我受益匪浅。

同时，要感谢汕头大学精神卫生中心的黄庆军院长、洪晓红主任和解静老师。是他们的支持才有了我在精神病院课题的顺利开展。其中，尤其是解静老师全程陪同我的研究，本书中临床患者的数据收集才能这么顺利；第二军医大学的刘晓红老师、温州大学的胡瑜老师在 Y－G 人格测验的统计上给了我很大的帮助。他们都与我素未谋面却无私地抽出时间，来回邮件多封，在这里一并表示感谢！

最后，要特别感谢日本立命馆大学应用人间科学研究科教授、日本临床心理士、神户市立须磨北中学心理咨询师吉沅洪教授博导，她无私的支持我的出书并对我的书稿予以肯定，并慷慨的帮我作序，无以为报；特别感谢北京人文在线文化艺术有限公司及其编辑王阿林老师，是她的支持、帮助与用心，才使得本书最后能同大家见面；还有为我的书稿做校对努力的各位老师以及吉林出版集团股份有限公司的各位同仁。

The last but not least，感谢我的爸爸、妈妈、哥哥和姐姐们，从小到大作为家中老幺备受疼爱；从小学到研究生 18 年无忧无虑的学习生涯，全赖家人的支持；无论何时何地，家人一直在我身后，是我永远的坚强后盾，十分感恩！

祝愿所有关心我和我关心的人们身体健康、六时吉祥、幸福美满！